痛む、曲がらない、
伸ばせない、こわばる

ばね指の悩みを解消する！

酒井慎太郎
さかいクリニックグループ代表

内外出版社

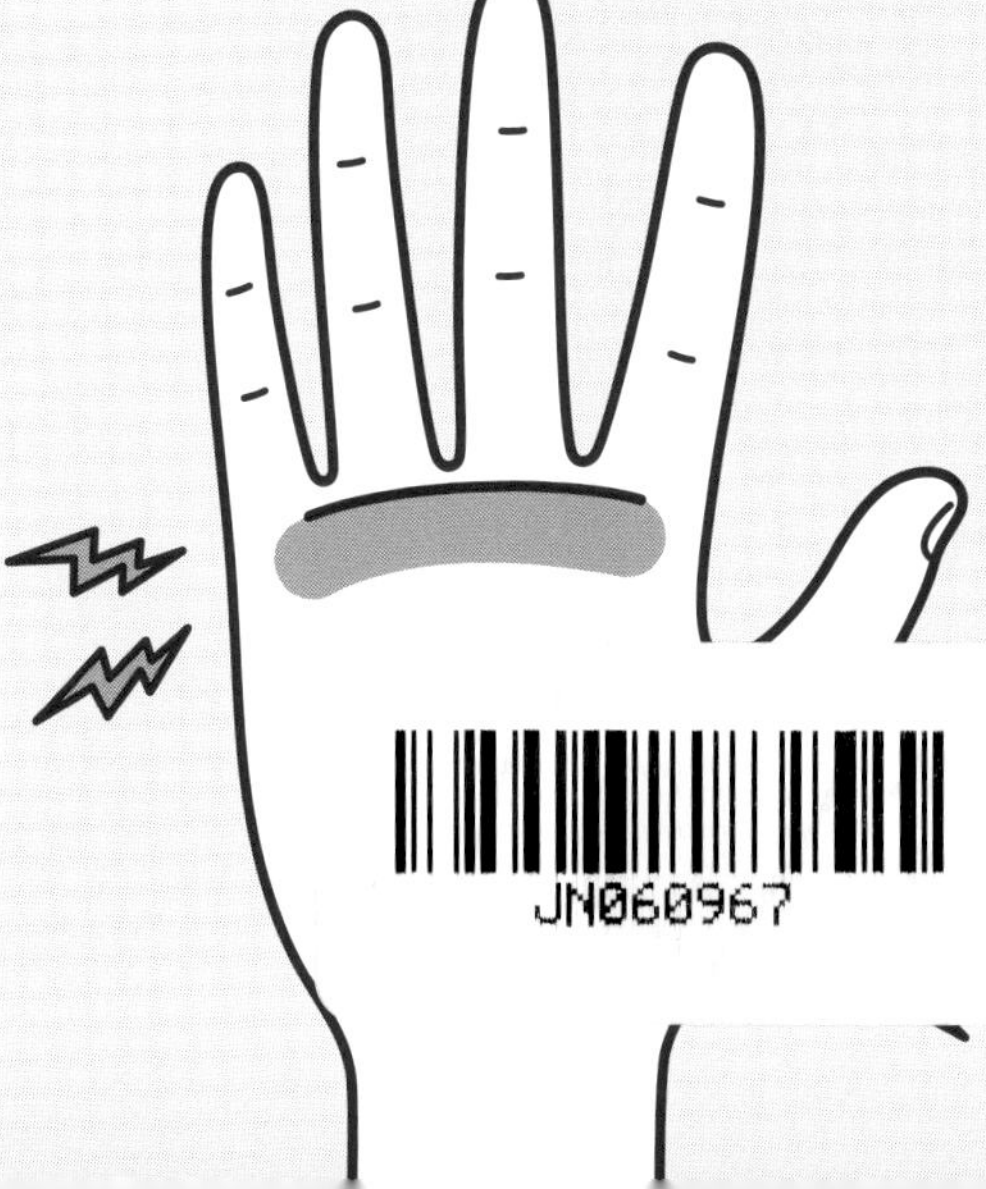

はじめに

ばね指は、指の曲げ伸ばしをする際に指の付け根がカクン！　となるあれです。中高年の女性にとってはとても身近な指の病気です。「あ〜あれね」と思い出す方、「今、その症状に悩んでいる！」と大声を上げる方、「指がこわばるのでもしかしたら……」と心配される方、きっとこうした方々が今、この本を手にされているのではないでしょうか。

ばね指に関する情報は、健康誌や女性誌、新聞などで取り上げられることはありますが、原因からセルフケアまで、詳細な情報をまとめた本は見あたりません。ばね指に悩む方にまとまった有益情報をお届けしたい！　これがこの本を企画した理由です。

ばね指とはどのような病気か、そのリスク要因や進行具合、また、ばね指の症状を緩和するセルフストレッチとは？　本書ではこれらをわかりやすく紹介しています。セルフエクササイズは、指そのものへのアプローチだけでなく、腕や首をターゲットにした運動も取り上げています。ばね指なのになぜ腕や首？　その疑問は本書をお読みいただけばおわかりいただけると思います。

また、ばね指の人には冷え性の人が多く、血行をよくすることはばね指の症状を緩和する重要な要素です。そのために取り入れていただきたい生活習慣も紹介しています。

私が代表を務める「さかいクリニックグループ」では、これまで多くのばね指の患者さんをみてきました。ばね指の人は冷えを持つ傾向があるのは、私の臨床経験でわかったことです。つまり患者さんのおかげです。

症状には個人差がありますが、ばね指になると指がスムーズに動かないので、ひどくなれば家事や仕事などの日常生活に不便を感じるようになります。年だからと放置したり、諦めたりしないでください。治ると信じて、本書を参考に必要なセルフケアに取り組んでいきましょう。

さかいクリニックグループ代表　酒井慎太郎

加齢に伴い
増える！

こんな人は
ばね指に
気を付けよう

セルフチェックしてみましょう

2つ以上該当するなら、
ばね指が知らずしらずのうちに進行している可能性が！
本書で紹介するエクササイズや
日常生活でのセルフケアに着手しましょう。
予防対策にもなります。

☐ 更年期、またはそれ以降だ

☐ 朝起きたとき、指にこわばりを感じ、
動かしにくい

☐ 指が曲がりにくくなったり、
引っ掛かりを感じるようになった

☐ 手のひら側の指の付け根を押すと
痛みを感じる

☐ 指が曲がったまま戻らないことがある

☐ 首こりや肩こりを感じるようになった

☐ どちらかといえば冷え性

☐ 糖尿病の持病がある

☐ 妊娠中や産後で
指がこわばる

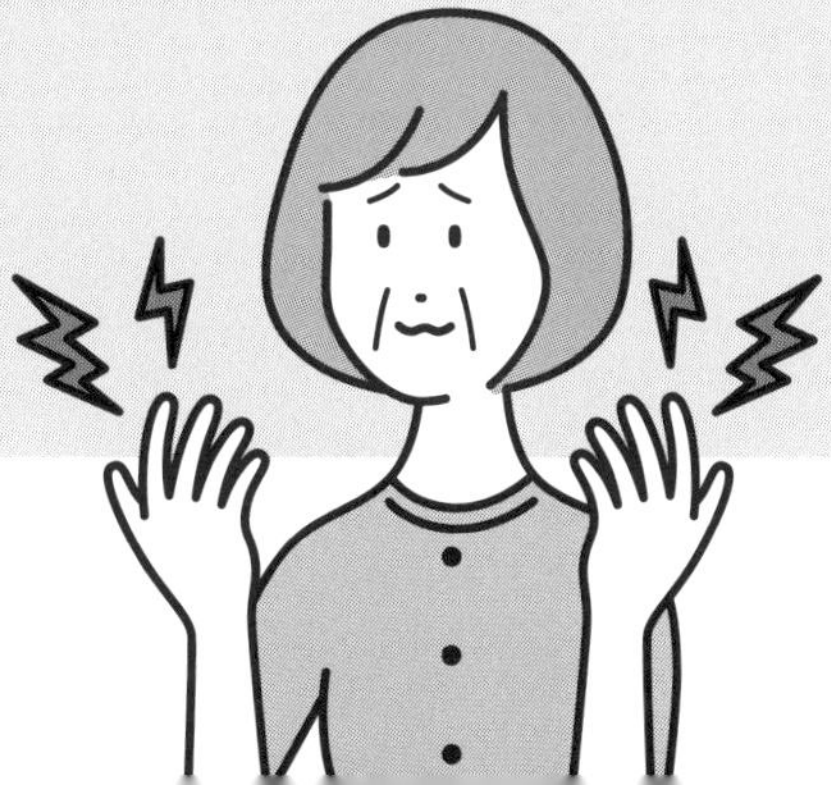

ばね指トレ

PART 3

体のめぐりをよくしてばね指を改善！

PART 1

ばね指ってどんな病気？

ある朝、指を伸ばそうとしたらカクンとなった！

「親指を伸ばそうとするとカクンと引っ掛かるような感じがする」

「中指が曲がったまま動かなくなることがある」

「朝起きると両手がこわばり動かしにくい、もしかしたらリウマチ？」

「指を動かすと痛むことがある」

「中指がピーンと伸びたまま、曲がらなくなることがある」


こうした症状があったら、**「ばね指」**の可能性があります。

ばね指とは、**手の指を曲げたり伸ばしたりするときに、引っ掛かりを感じたり、痛みが出たりする腱鞘炎《けんしょうえん》の一種。**あとで詳しく説明しますが、更年期以降や産前産後に多くみられる女性にとってはとてもポピュラーな病気です。とはいえ、もちろん男性にも発症します。

私のクリニックには、ばね指の患者さんが多く訪れますが、多いのはやはり中高年以上の女性。湿布を貼ってもなかなか改善しないとやってくる方もいますし、治療やセルフケアの方法がわからずやってくる方、症状を我慢して放置していた方などさまざまです。

女性は更年期を迎える頃から手指のトラブルや病気が起きやすくなりますが、ばね指も代表的なひとつです。症状の出方や進行具合に個人差はありますが、家事や仕事に支障が出て、多くの方が日常生活ではかなり不便を感じているのではないでしょうか。

指はつまむ、つかむ、引っ掛ける、押すなどさまざまな働きをしています。

普段は無意識のまま指を使っていてその存在を気にすることはありません。指に不具合や障害が起こり、曲げ伸ばしがスムーズにできなくなってはじめて、日常動作において指がいかに大切な役目を担っているかがわかるといってもいいでしょう。

5本の指にはそれぞれ役目があり、たとえ1本の指が使えなくなっても不自由さを感じるはず。これはばね指だけでなく、手指にかかわるほかの病気でも同じです。

ばね指とはどのような病気なのかを説明する前に、少し手についてみていくことにします。

手は27個の小さな骨と多くの関節で形成されています。手首は8個、手の甲は5個、指は14個と、これらの骨がかみ合ってできているのです。

手首から指先へと血管や神経が枝分かれして伸びており、日常生活で必要になる手指のこまやかで多様な動きを生み出しています。指を自在に動かすことができるのは、指の骨と腕の筋肉を結びつける腱が、腕の筋肉の力を指へと伝えているからです。

腱と腱鞘に炎症が起き、指の曲げ伸ばしができない

指の曲げ伸ばしができるのは腱によるものです。手のひらには指先から手首にかけ、指を曲げる腱（屈筋腱《くっきんけん》）が通っており、前腕の筋肉に引っ張られることで動きます。屈筋腱の途中には、腱鞘《けんしょう》（靭帯性腱鞘《じんたいせいけんしょう》）と呼ばれるトンネル状の組織があり、腱を覆って骨から浮き上がらないように押さえています。腱がこの腱鞘を滑らかに出入りすることでスムーズに指の曲げ伸ばしができるというわけ。トンネル（腱鞘）を屈筋腱が往復するイメージですね。

ばね指は、この腱や腱鞘が炎症を起こして指の曲げ伸ばしがスムーズにできなくなる状態です。なぜ炎症が起こるのか、その原因は体質、加齢、手の使い過ぎなどさまざまいわれています。進行すると、腱の通り道である腱鞘が硬くなったり、厚くなったりして狭くなり、腱と強くこすれ合うようになります。また、腱が締め付けられることで腫れが生じ、腱鞘の中をスムーズに通れなくなり、ますます炎症が進むことで、指の曲げ伸ばしに支障が出ます。

ばね指は、**腱の引っ掛かりがはずれて、腱鞘を通過するときにカクンと跳ねるように指が伸びる「ばね現象」**（左図）がみられるので、ばね指と呼ばれます。

ばね指ってどんな病気？

腱が炎症を起こし腫れた部分が腱鞘に引っ掛かる。さらに指を動かそうと強い力を加えたときにその引っ掛かりがカクンとはずれる、これがばね現象。このとき、ばねがはじけたように指がカクンと伸びることからばね指（弾発指）と呼ばれる。スナッピングフィンガーともいう。

イラストは親指の場合

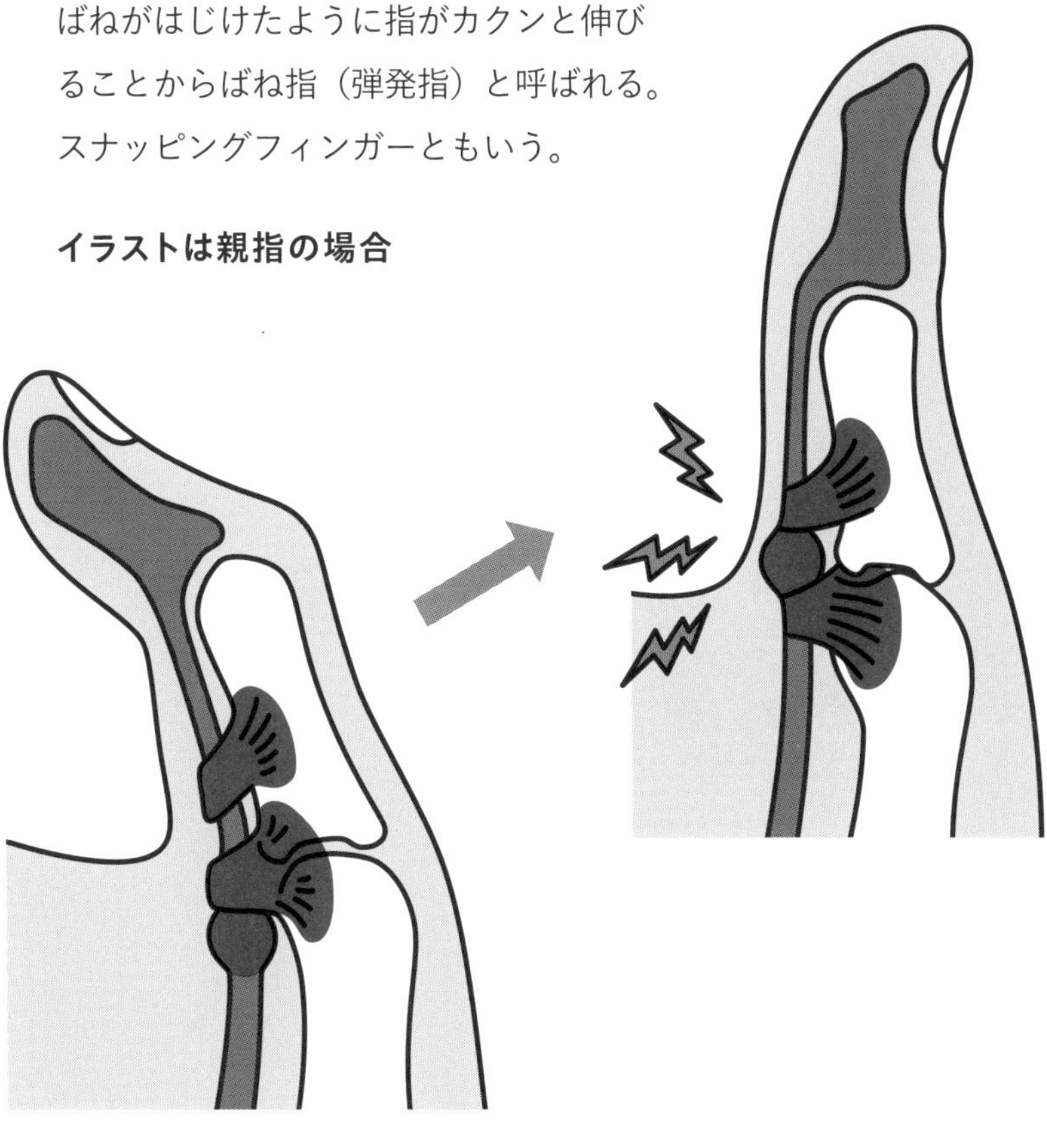

手のひら側の指の付け根に多く発症する

ばね指になると腱鞘が硬くなったり、厚くなったりして腱の通り道が狭くなり、腱と強くこすれ合うようになります。こうして炎症がさらに悪化していきます。実は、腱鞘の厚さは超音波検査（エコー）で測ることができます。私のクリニックを来院された患者さんの手を触ると出っ張っているのがわかります。**ばね指になった場合、多くは腱鞘の厚さが1・2ミリ以上**あり、断面も汚いという特徴があります。腱鞘の厚さが1・2ミリ以上あり、痛み止めの注射を繰り返し行っているような場合は手術になるケースもあります。

私も自分の指の腱鞘をエコーで計測しましたが、ばね指ではないので0・5ミリくらいでした。ちなみに、

ばね指はここに発症しやすい

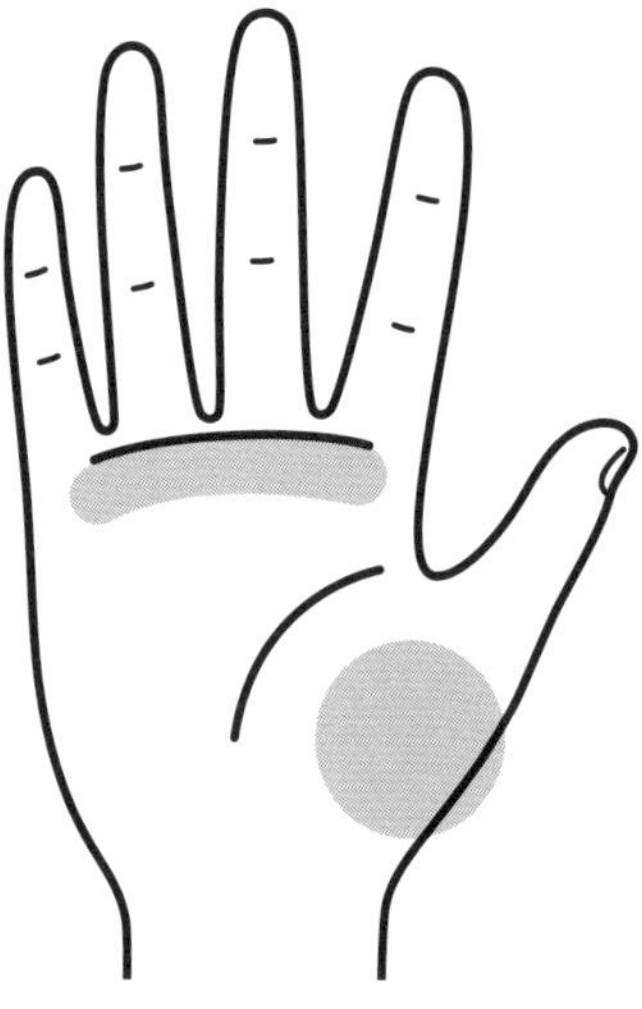

ばね指はどの指でも起こり、指の付け根に発症。特に多いのは、親指、中指、薬指の手のひら側の指の付け根。

レントゲン、CT、MRIでは腱鞘は写らないので、ばね指かどうかはわかりません。**ばね指は手のひらの指の付け根に近い腱鞘に問題が起こることが多い**ので、その部分を押して痛みがあるかどうか、前述したようなカクンという症状が出るか、指の曲げ伸ばしをして痛いかなど、患者さんの自覚症状からばね指と判断しています。整形外科でも、エコー検査などはせず、触診や問診だけでばね指と判断することがあります。

私のクリニックにいらっしゃる患者さんのお話を聞いていると、ばね指かも？ と思っても、痛みがなかったり、動かしているうちに痛みが消えるなどしてケアをしないまま過ぎてしまったという人、あるいは女性は家事があるので、症状が出ても安静にすることができず、そのせいで悪化してしまったという人もいます。命にかかわる重篤な病気ではありませんが、生活の質を落とす病気です。

ばね指は昔からある病気ですが、寿命が今ほど長くなかったので悩まされる期間も短く、あまりケアに注意が向けられなかったといっていいでしょう。日本は世界有数の長寿国です。日本人の平均寿命は男性は81・47年、女性は87・57年（厚生労働省令和3年簡易生命表）となっており、女性のほうが長生きです。**寿命が延びたことでばね指に悩まされる人も多くなり、適切なケアが求められている**のが現状です。

起床時の指のこわばりがサイン

では、ばね指はどのように進行していくのでしょうか。

初期症状としては指のこわばりや違和感から始まるのが一般的です。中指や親指に多く症状が出るようですが、どの指にも出る可能性はあります。さらに進むと腱鞘の周囲に炎症が起き、指の付け根に痛みや腫れ、熱感を生じるように。こうして腱鞘が硬く厚くなり、そこを通る腱が締め付けられることで腱にも炎症が起こります。

ばね指の特徴のひとつが朝に強く出る手指のこわばりです。これは関節リウマチと症状が似ているので、「起床時に手がこわばる」とリウマチを心配されて来院される患者さんもいます。ばね指は利き手だけでなくどの指にも起こる可能性があり、また、左右非対称に発症します。初期症状を放置したままだと症状は進行して重症化していきますが、症状の出方や進行の具合には個人差があることを知っておきましょう。

しびれなどの例外は別の病気の可能性もあります。治療実感でいうと、**一番多いのが中指、次は親指。そして、薬指、人差し指、小指の順番**といった感じです。

ばね指はこのように進行します

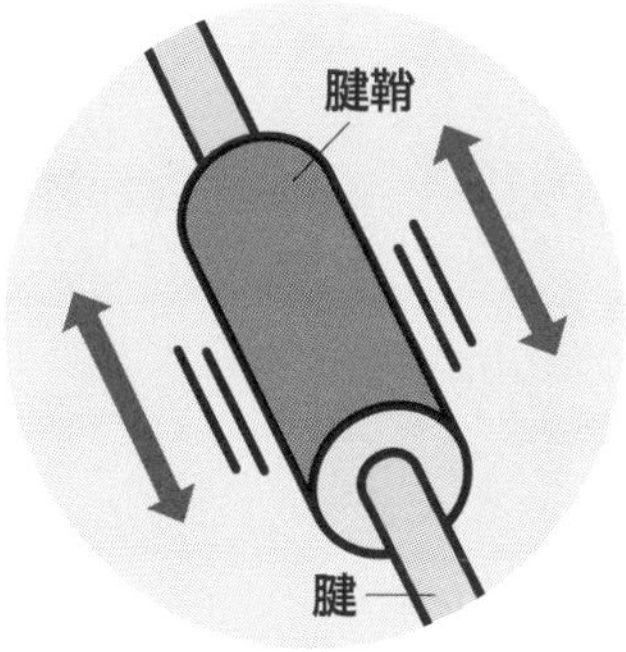

腱と腱鞘による摩擦で
炎症が起こる

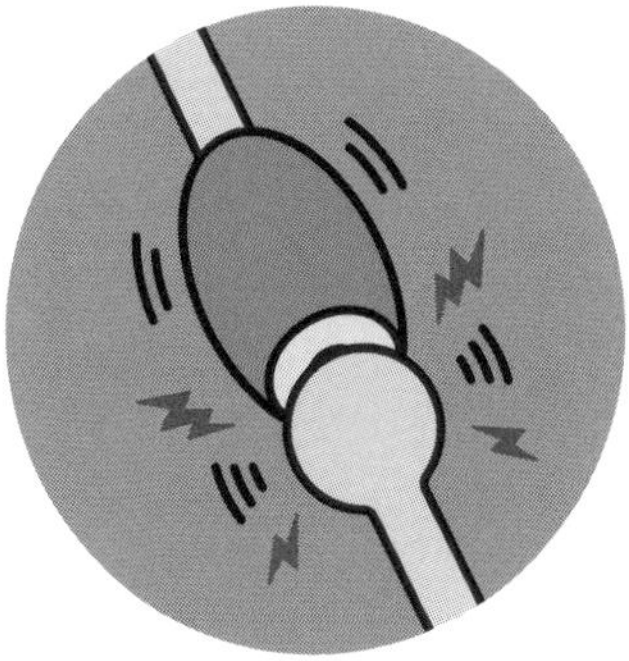

腱鞘が硬く厚くなり
腱の炎症がひどくなる

軽症

- 起床時に指がむくんだり、こわばったりする
- 指の付け根の鈍い痛みや違和感
- 指の付け根の腫れや熱感、痛みも出る
- 指の曲げ伸ばしがスムーズにできなくなる
- 指の曲げ伸ばしの際に引っ掛かる感じがする
- 指を伸ばすときにカクンとばね現象が起こる
- 指が曲がったまま動かない
- 再発を繰り返すこともある

重症

更年期の女性、手を酷使する人に多く発症

ばね指はどのような人に発症しやすいのでしょうか。多いのは、

●指を使い過ぎている人

●更年期やそれ以降の女性、妊娠中や産後の女性

●糖尿病の人

です。それはなぜか？　をみていくことにしましょう。

ばね指は家事や仕事で手指をよく使う人が発症しやすいとされます。指を使うほど腱が腱鞘の中を動く回数が増え、摩擦なども多く発生し炎症につながると考えられます。

具体的にはパソコン作業、草取り、裁縫もそうです。また美容師、理容師、料理人など手を使う職業の人にもばね指が多くみられる傾向があるようです。ゴルフやテニスなどのスポーツをする人、ピアノなど指を使う楽器の演奏者にも多いようですね。

近年では**スマホ、タブレット、ゲーム機などの長時間使用で指を酷使しがち。**これが原因でばね指になる人が増えているのではないでしょうか。片手でスマホを持ち、親指で操作す

こんな人に多く発症しています

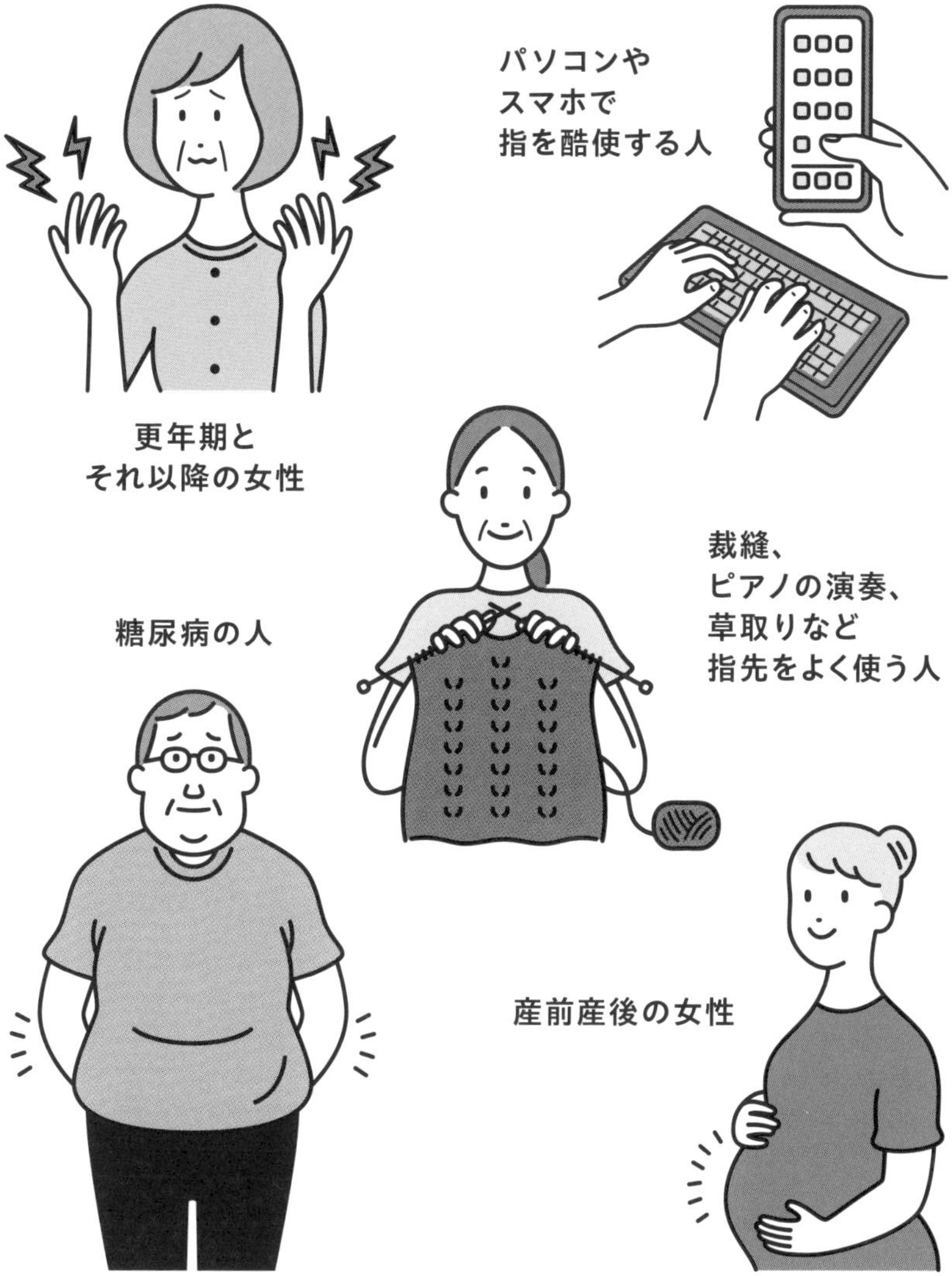
パソコンや
スマホで
指を酷使する人
更年期と
それ以降の女性
裁縫、
ピアノの演奏、
草取りなど
指先をよく使う人
糖尿病の人
産前産後の女性

るのはかなり指に負担がかかります。こうした使い方をしている人は、ばね指だけでなく、ほかの手指の病気になるリスクも高くなるはずです。

ばね指は女性に多いのも特徴です。私のクリニックでもばね指の患者さんの男女比率は2対8で圧倒的に女性が多く、60代以上の女性が多いですね。一般的には、更年期やそれ以降の女性に多く発症します。

ばね指もそうですが、第1関節が変形するへバーデン結節、関節リウマチなども更年期を迎えた頃から起きやすくなります。また、ばね指は妊娠中や産後の女性にも発症します。

ばね指が女性に多く発症するのは、女性ホルモンのバランスが関係しているからともいわれます。女性は、妊娠や閉経などのライフステージによってホルモンバランスが大きく変化します。更年期やそれ以降は、女性ホルモンの分泌が低下するとき。女性ホルモンは筋力や骨を守る役目があるので、分泌が減ると筋力や骨密度が低下するだけでなく、腱や腱鞘自体ももろく傷みやすくなるため、ばね指を発症する可能性が高まります。

妊娠中や出産後の女性にばね指になる人が多いのも更年期と同様、ホルモンのバランスが乱れやすい時期だから。一時的に更年期と似たような状態に陥るため、ばね指になるリスクが高まると考えられます。

また、産後の育児で手指を使うことも要因でしょう。赤ちゃんを抱くときやお風呂に入れるときは親指を広げ、その指に力を入れて頭を支えますからね。また、食事、入浴といった生活援助などの介護をする女性についても同じことがいえるかもしれません。

そして、**糖尿病の人はばね指を発症しやすい**こともわかっています。糖尿病になると動脈硬化が進んだり、末梢の血流が悪くなるので腱への血流が滞り、ばね指が治りにくかったり、重症化しやすくなることがわかっています。

もちろん、糖尿病であってもしっかり血糖コントロールができていればそのリスクは低くなります。後述しますが、ばね指と血行はとても深い関係があるのです。

このほか、長期間、人工透析を受けている人はアミロイドという物質が関節などに沈着することでばね指につながることもあります。関節リウマチや手根管症候群《しゅこんかんしょうこうぐん》といった病気にかかっている人はばね指を発症しやすいようです。

男女ともに、加齢はばね指のリスク要因です。加齢により筋肉が衰えたり、腱が硬くなることが発症につながると考えられます。

さまざまなリスク要因はありますが、女性であることはばね指の高リスク要因。ばね指になったときのセルフケアや予防対策はしっかりと行いたいものです。

ばね指の人は血行が悪い!?

ばね指になりやすい人の特徴をみてきましたが、私の長年の臨床経験からみると、**ばね指になる人は、冷えを持っている人が多い**ということです。つまり血行が悪いということ。ばね指がなかなか治らない、あるいは治っても再発を繰り返すという場合、血流や神経が影響している、私はそう考えています。

ばね指を患っている人の中には、「指を酷使しているわけでもないのに……」という人もいます。患者さんの話を聞くと、痛みがあったので指をなるべく動かさないようにしてきましたというのです。

これが血流を滞らせ症状を悪化させているのです。指を動かすようにすると血流がよくなり、症状が軽くなったり、回復が早まります。**安静にしているだけでは、治りにくい**のです。

指には血液を供給する動脈だけでなく、指の感覚を司る神経が各々２本ずつあり、指の両脇を並んで走っています。仕事、家事、運動などで指を動かし過ぎると腱が太くなったり、靭帯が厚くなるなどして神経を刺激し、これが痛みにつながることもあります。血液の流れがよくなればば炎症も抑えられ、神経の働きもスムーズになるのです。

ばね指は関節や指の付け根など、痛むところだけに目を向けてしまいがち。しかし、腱や腱鞘のケアだけをして血流や神経の働きを見落としてしまうと、治りにくくなったり、再発したりするということを知っていただきたいのです。血行が悪いと、ばね指のリスク要因を持っている場合は発症を促進してしまうということにもなりかねないのです。

こう考えていくと、**腱や腱鞘をターゲットとするセルフケアと合わせて、血流や神経の働きをよくするためのケアも同じくらい大切**で、同時に実践すべきなのです。血流がよくなれば、腱や腱鞘への血流もよくなり、炎症の解消などに有効です。指の可動域の拡大にもつながります。緊張して硬くなった腱や腱鞘が柔軟性を取り戻し、圧迫や締め付けなども減ってきます。血流や神経の働きがよくなれば、腱はしなやかになり、動きもスムーズになります。**痛みのもととなる炎症物質は血流が改善することで取り除かれ痛み軽減にもつながります。**血流や神経の働きが悪いままだと炎症物質も除去されず、痛みを感じ続けてしまうのです。

パート3では日々の生活の中で、血流改善につながるポイントを紹介しています。エクササイズと併せてこうした生活を実践して冷えない体をつくることも、ばね指の症状改善、ひいては予防にもつながります。

スマホ首は、ばね指の隠れた原因⁉

ばね指と血流や神経の働きを考えるときに、もうひとつ知っておいていただきたい重要なポイントが首のトラブルです。**ばね指には首のトラブルも関係していると考えています。**

これも私の臨床経験から導き出したもので、言いかえれば、患者さんたちが教えてくれたことです。わかったことは、ばね指など手指に不調を抱えている人は、首にもトラブルを抱えている人が多いということでした。

首のトラブルがなぜばね指と関係するのでしょうか？

首からは指先に向かって血管や神経が伸びています。ばね指と血流や神経との関係は前述した通りです。首にトラブルがあれば、そこで血流や神経の働きは滞り、指先までいきません。指の血行は悪くなり、末端は冷え、症状悪化につながるのです。

首のトラブルで多いのがストレートネックです。首（頸椎）は7個の小さな骨で構成されており、本来はゆるくカーブしています。しかしストレートネックは、頸椎の下のほうから前方に向けてまっすぐになった状態です。

ストレートネックは指トラブルに！

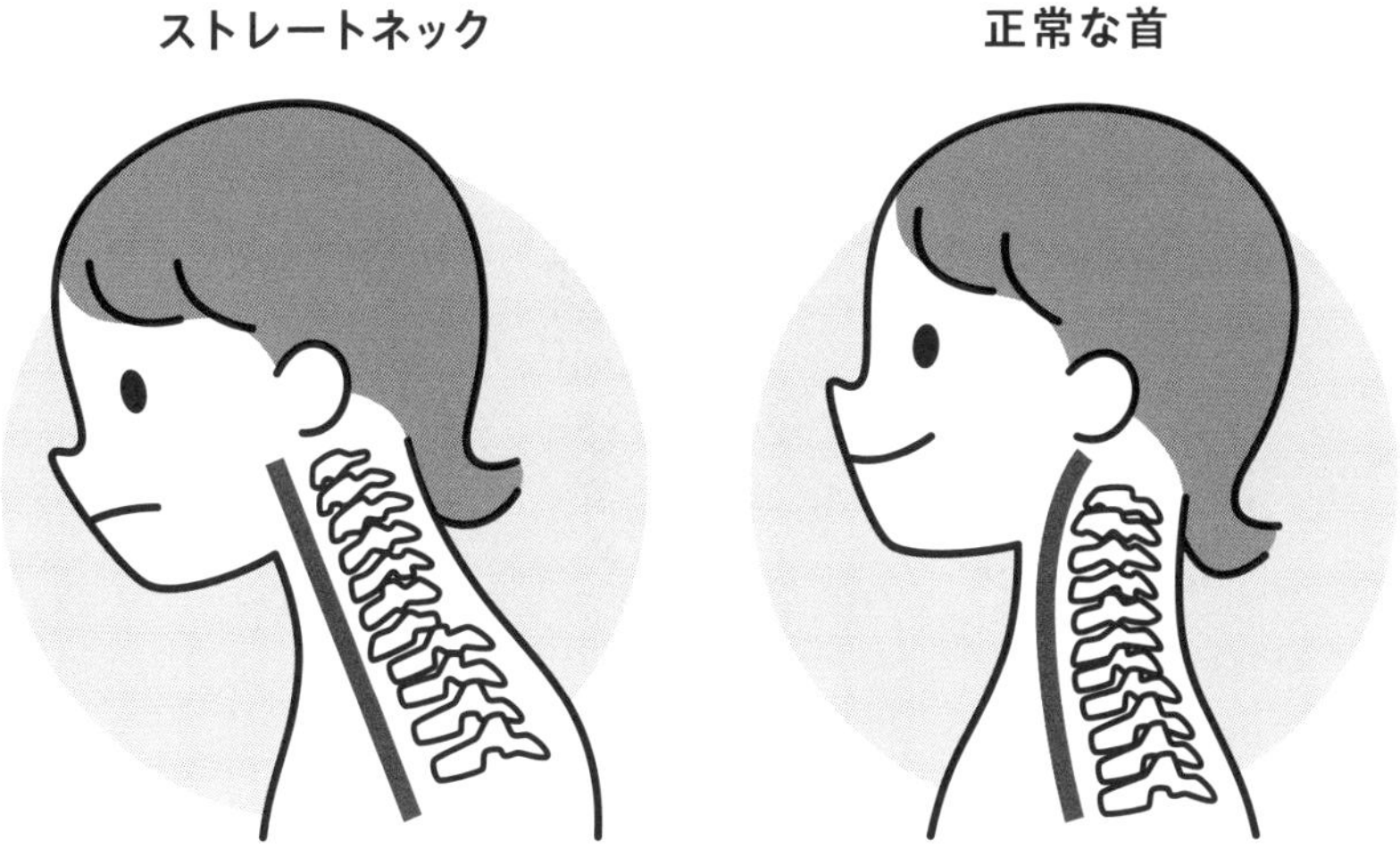

ストレートネックは前かがみの姿勢やうつむき姿勢を取り続けることで起こります。重い頭を支える首への負担が増えて、首の筋肉はがちがちに。首こりや肩こりを引き起こします。ストレートネックになり、頭と首が前に突き出た状態を放置したままにすると、胸から前方に曲がるようになります。これを**スワンネックと呼び、猫背も進行します。**

ストレートネックの解消はばね指の症状改善につながります。首の状態を整えることで、血流がアップし、指先への血行がよくなります。私のクリニックでもばね指の症状改善の施術だけをするよりも、同時に**ストレートネックを改善する**

首の施術も行ったほうが、ばね指の症状が軽くなったり、早く治ったりする患者さんが多くいました。

パート2でばね指の症状を改善するエクササイズを取り上げていますが、首へアプローチする体操を取り上げたのはそのためです。

現在、スマホやパソコンを悪い姿勢のまま使い続けることが、ストレートネックを引き起こす大きな要因です。**ストレートネックはスマホ首ともいわれている**のもこのためでしょう。私は日本人の8~9割にストレートネックの兆候があると考えています。

これまで手指の疾患は、仕事で手指を酷使する職業に就く一部の人にみられるだけでした。しかし、デジタル機器の導入で生活スタイルが変わり日常的に手指をよく使うようになったことで、一般の人にも多くみられるようになりました。スマホやパソコンの使用が今よりも当たり前になれば、ばね指は生活習慣病のひとつとなってくるかもしれません。ばね指が増えている背景を知ることは予防の一助になるはずです。

ばね指は加齢だから治らない、また、ばね指になるのはしかたがないと思わないでください。セルフケアで症状を軽減することもできますし、日常の生活習慣を改善すれば予防も可能なのです。

PART
2

1日3分！
ばね指を治す
セルフストレッチ&ケア

1回1分の運動で症状を改善！

ばね指の初期は指に引っ掛かりがある、あるいは軽い違和感があるといった程度。たとえ指に症状が出ても、時間がたつうちになくなることが多いのでケアを怠りがちです。この初期の段階からこれから紹介する運動をどんどん取り入れていただきたいですね。

このパートでは**ばね指の症状を改善する指トレを紹介します。**1回1分、1日に1～3回を目安に行うだけ。指の曲げ伸ばしでストレスがかかった腱や腱鞘をリフレッシュします。ばね指が起きている指の付け根をマッサージするのも効果的。腕や首の運動なども併せて行えば回復のスピードも速まります。

痛みがひどいときは、手指を温めて血行をよくしたり、テーピングなどで固定し安静にしましょう。ただし、痛いからといって長期間動かさないでいると、関節そのものが動かなくなってしまうので、症状をみながら早めに運動を取り入れて。

私は症状が出ていないから……と安心しないで、運動に取り組んでいただきたいですね。運動によって血行がよくなるので、ばね指防止効果も期待できます。

指トレ簡単実践法

1 まずは、指トレ1~3に取り組みましょう。

2 慣れてきたら、指トレ4~6も併せて行いましょう。

3 症状が改善しない、再発を繰り返しているなら、最初から1と2を並行して行います。

【実践のポイントと注意】

●運動の回数は、1日に1~3回が目安

●入浴後など、指が温まっているときに行うと効果的

●痛くないほうの手も行うと予防にもなる

●患部が熱を持ったり、ひどい痛みがあるときは無理に行わない

ばね指トレ 1

腱や腱鞘の血流をよくする
指反らしストレッチ

腱や腱鞘には毛細血管が通っており、炎症や腫れの修復に必要な材料を血液が運んでいます。手指にある腱への血流を促すのが、2種類の指のストレッチです。ポイントは指先だけでなく手のひらや手の甲から伸ばすように行い、反らすほうの手の力を抜いて行うこと。これにより高いストレッチ効果が得られます。入浴中、湯船に浸かって行うと、体が温まることで筋肉や腱がゆるみ、指の曲げ伸ばしがスムーズになるので効果的です。指の引っ掛かりが気になり始めたときから行うと、症状の進行を抑える可能性が高くなります。

ただし、痛みがひどいときはテーピングなどで固定して指を動かさず、痛みがやわらいでから取り組むように。最初はゆっくり軽く動かすようにします。

このストレッチはばね指の症状改善だけでなく予防にもつながります。痛いほうの手だけでなく、両手を行ってください。

ストレッチ 1　右手の指が痛い場合

回数の目安
1回3〜5セット
1日1〜3回

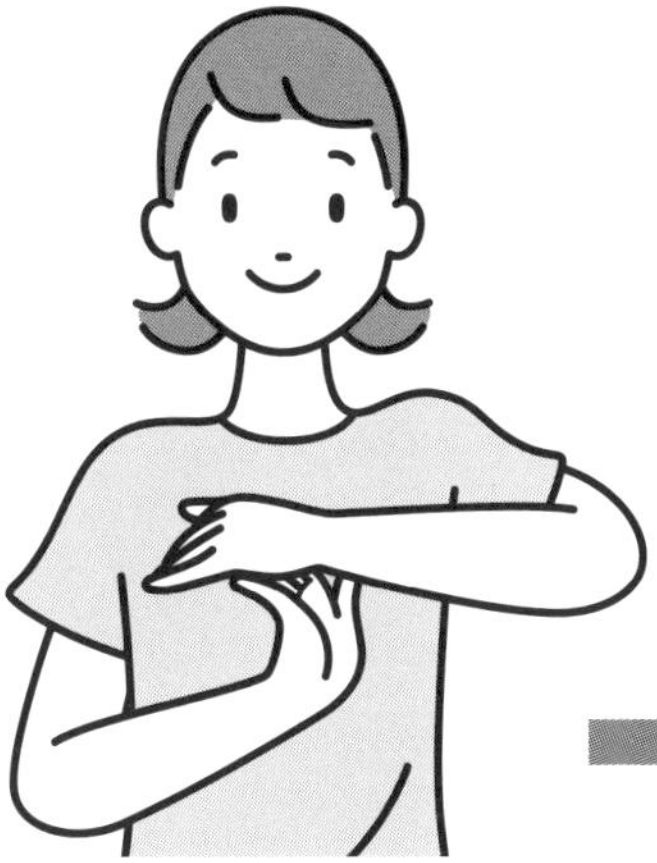

左手で右手の親指以外の4本の指を甲側に向かってゆっくり反らし、10秒キープ。右手のひらを伸ばすイメージで行う。

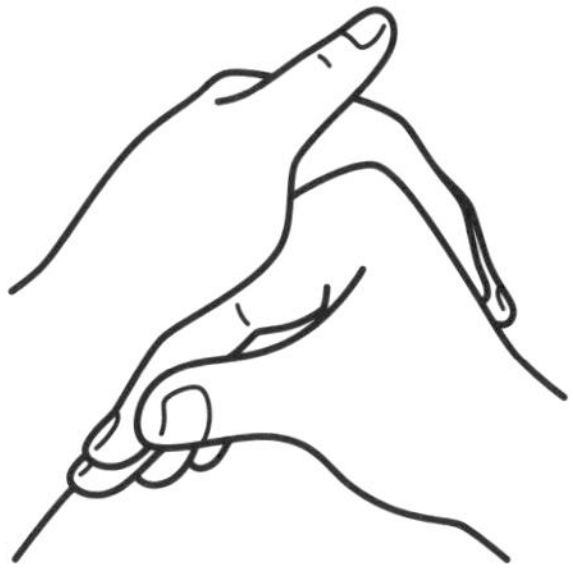

左手を右手の親指以外の4本の指の甲側に置いて包み込むように、手のひら側に向かってゆっくり曲げ、10秒キープ。右手の甲を伸ばすイメージで行う。

ストレッチ 2

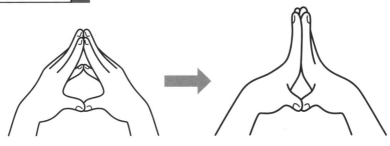

胸の前で両手の指の腹同士を合わせる。

両手を合わせるようにして10秒間押し合い、5本の指をしっかり伸ばす。

痛む指をピンポイントケア

指の付け根マッサージ

ばね指による不快症状で指を動かさないでいると血行が悪くなり、さらに症状を悪化させてしまいます。こんなときはマッサージが有効です。

マッサージをするのは、痛みのある指の手のひら側の付け根にある小さなふくらみ部分。押すとやや痛みを感じるところです。この小さなふくらみ部分は、腱や腱鞘に問題が起こり、腱鞘が硬くなったり、腱が締め付けられたりして血行が悪化しています。

マッサージをして血行を改善すれば、症状が軽減されます。

指先や手の冷えが気になる人は、ぜひこのマッサージを行ってください。ばね指患者の多くは冷えを抱えています。このマッサージは手指の血行改善にもつながります。

冷え性の人はばね指のリスク大です。男女問わず冷えに悩む人は、ばね指予防のためにもパート3（P49～）を参考に血行をよくする生活を心掛けてください。

右手の中指が痛い場合

回数の目安
1回1分
1日1～3回

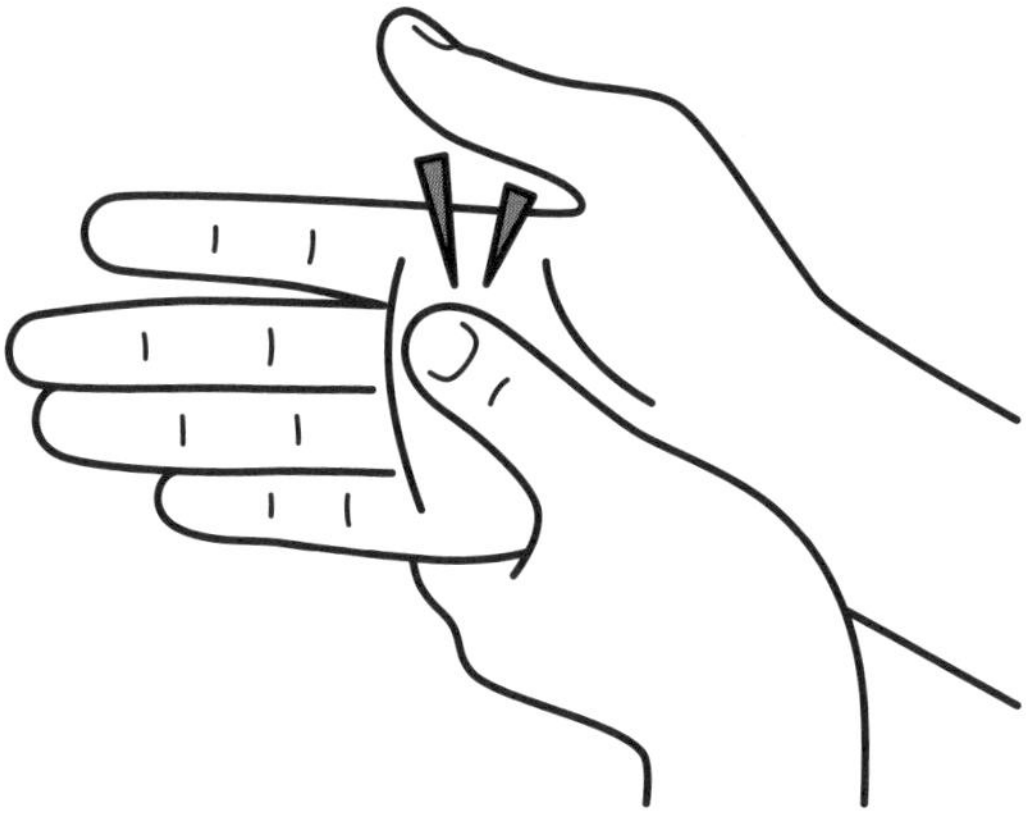

右手のひら側の中指の付け根部分にある小さなふくらみに、左手の親指をあてたまま、円を描くように1分間マッサージ。強く押さないように。

右手の親指が痛い場合

右手のひら側の親指の付け根に左手の親指をあてたまま、円を描くように1分間マッサージ。強く押さないように。

回数の目安
1回1分
1日1～3回

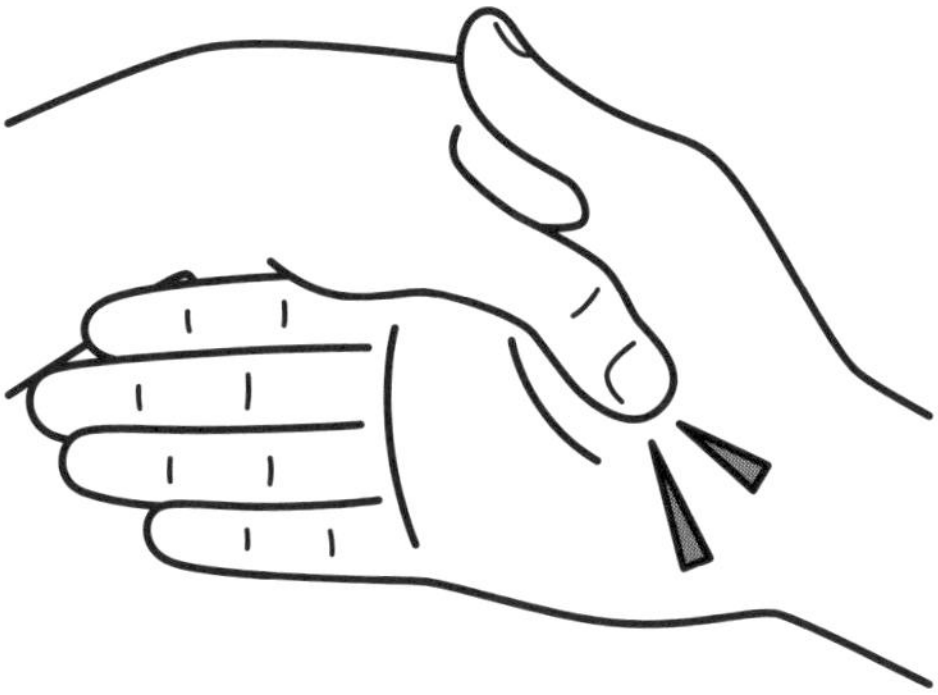

ばね指トレ 3

腱が通るトンネルを広げる
腱鞘ストレッチ

ばね指は、指を曲げる腱（屈筋腱）と、この腱が通る腱鞘と呼ばれるトンネルとの間で問題が起こり、腱の動きがスムーズでなくなった状態です。このストレッチは腱鞘を伸ばして広げ、腱のスムーズな動きを助けてくれるもの。トンネルが広がれば腱の動きも滑らかになります。もちろん、腱鞘や腱の血行改善にもなります。

腱と腱鞘の間で炎症が起こりやすいのが手のひら側の指の付け根部分です。親指以外の4指の第3関節をしっかり曲げ、反対の手と押し合うことで、付け根部分の腱鞘にアプローチ。親指は第2関節を曲げて行い、反対側の親指と押し合います。力を入れた際に痛みが増すようなら力を加減して行ってください。

このストレッチは、ばね指を予防するためにも有効です。手指の冷えが気になる方や症状がないという方も、毎日行って腱や腱鞘の弾力性をキープしましょう。

左手に痛い指がある場合

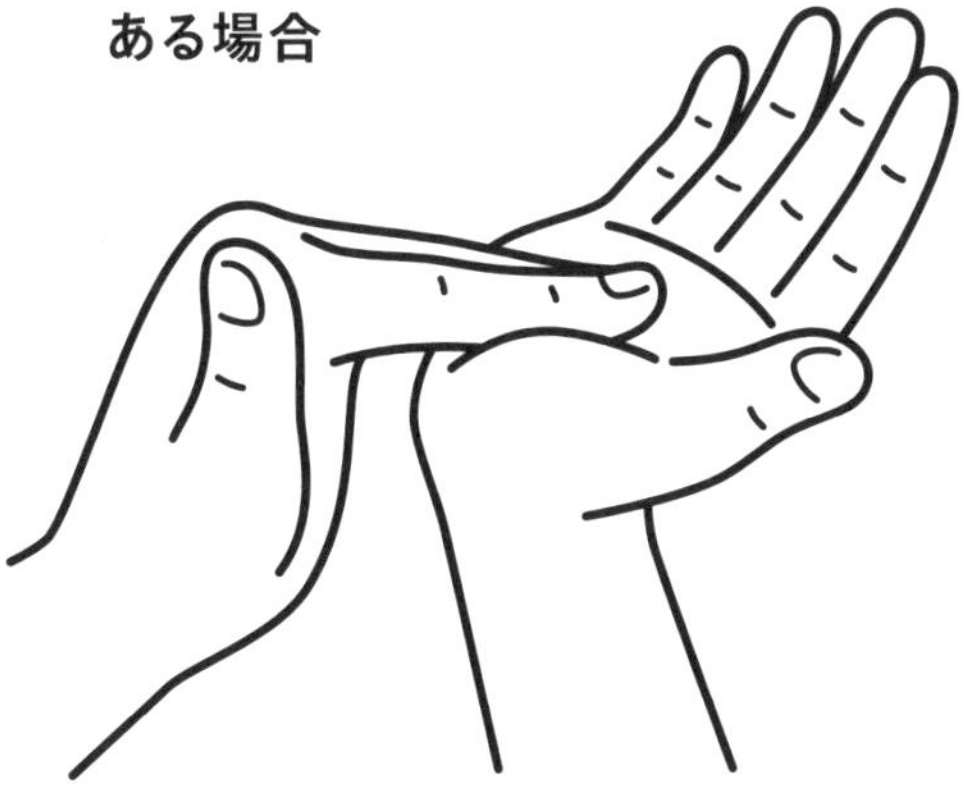

左手の4本の指（人差し指、中指、薬指、小指）の第３関節を曲げ、右手のひらにあてて押し、右手はそれを押し返すようにして30秒キープ。慣れてきたら右手の4本の指の第１関節と第２関節も伸ばしたまま行う。うまくできないときは、関節部分にテーピングし固定して行うとよい。右手のかわりにテーブルなど台を使って行ってもOK。

回数の目安
1回30秒 1日1回

左手の親指が痛い場合

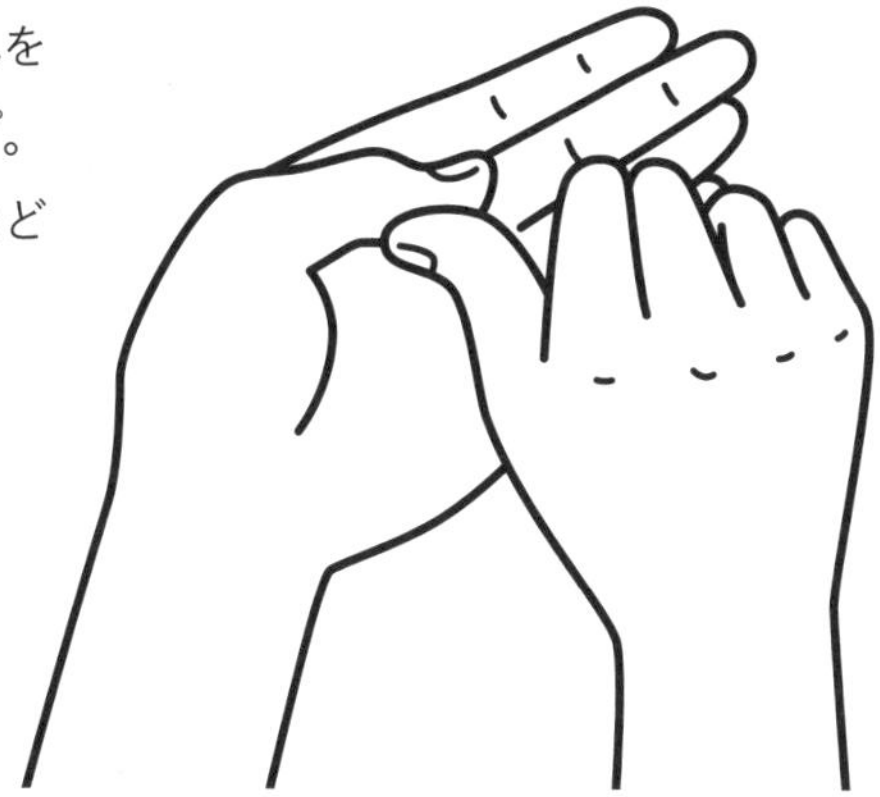

左手の親指の第２関節を曲げ、第１関節を伸ばしたまま右手の親指の腹にあてて押し、右手の親指はそれを押し返すようにして30秒キープ。右手の親指のかわりにテーブルなど台を使って行ってもOK。

回数の目安
1回30秒 1日1回

ばね指トレ 4

腕ストレッチ

腕をほぐして指の動きをサポート

指は腱によって曲げ伸ばしができますが、指の腱は前腕の筋肉とつながっています。前腕にある筋肉や腱の柔軟性を高めよい状態に保つことは、指の腱の動きをサポートしたり、その負担を軽減します。それがこの腕ストレッチです。肘を曲げずにしっかり伸ばして行うのがポイントです。

入浴後など体が温まっているときに行うと効果的。２つの運動があるので、やりやすいほうをチョイスしてください。

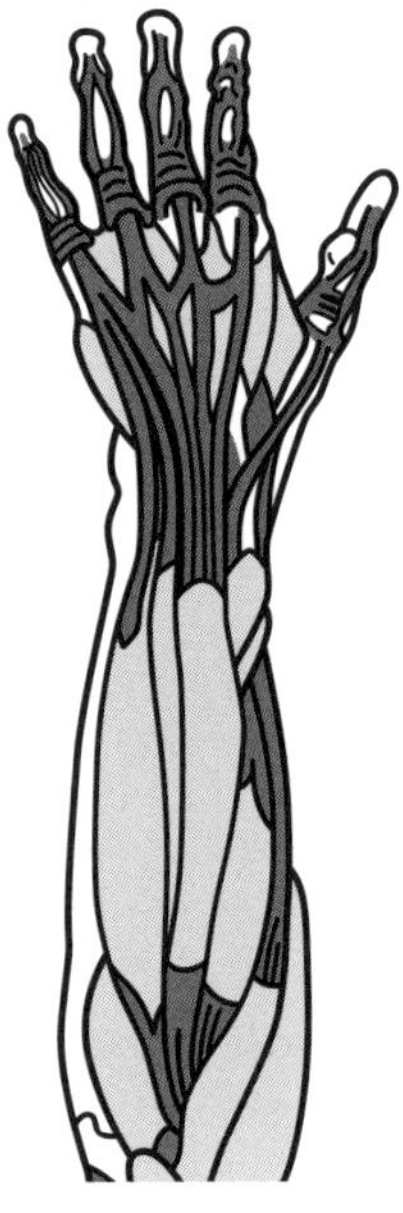

指の腱は腕の筋肉とつながっている

指と腕がつながっていることは、指を動かしているときに前腕を触るとわかる。指を曲げたり伸ばしたりすると腕の筋肉が動く。前腕の筋肉をほぐせば指の動きもスムーズになる。

回数の目安

1回20秒　1日1〜3回

腕ストレッチ 1

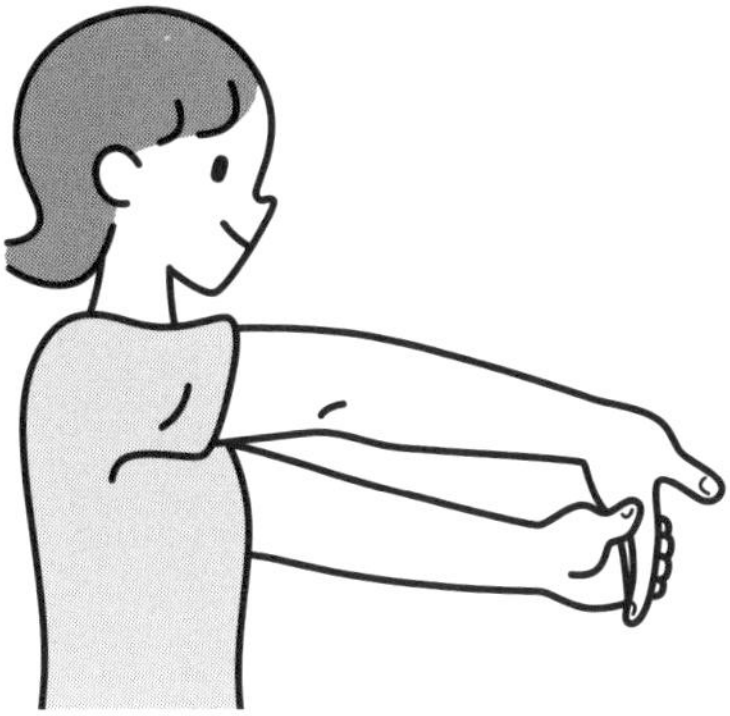

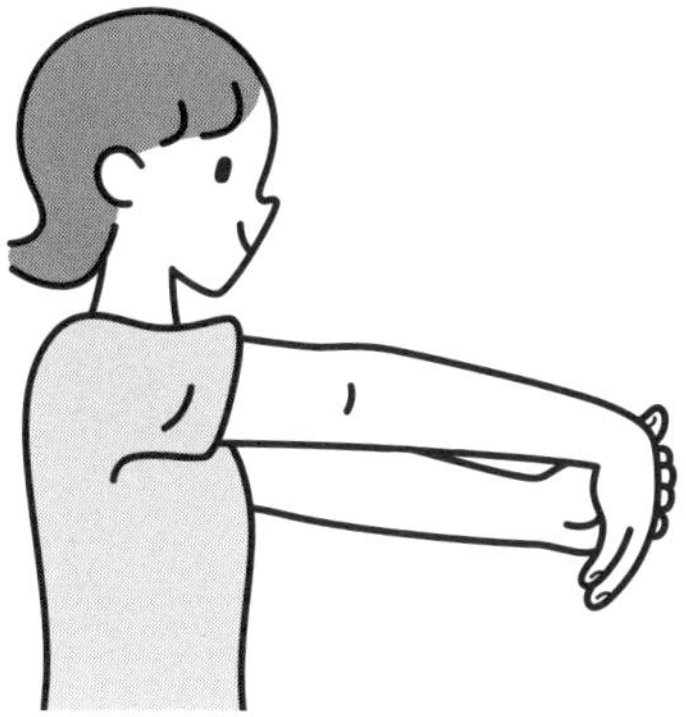

右手の指が痛い場合。右手のひらを上に向けて腕を伸ばす。指先を下にして手首を曲げ、右肘を伸ばしたまま、左手で右手の４本の指を体のほうに引き寄せ10秒キープ。

右手のひらを下に向けて腕を伸ばす。指先を下にして手首を曲げ、右肘を伸ばしたまま、左手で右手の甲を体のほうに引き寄せ10秒キープ。左手の指が痛い場合は、左右を逆にして行う。

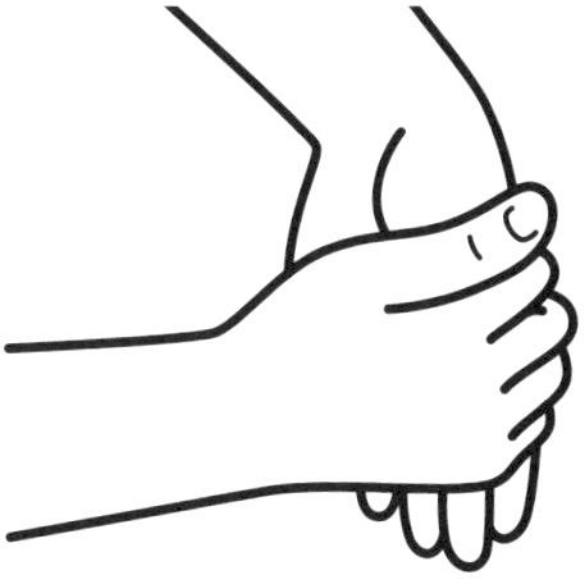

腕ストレッチ 2

左手の指が痛い場合。左手のひらを内側に向けて親指を中に入れて腕を伸ばし、左手の指先がやや下向きになるように、右手で体のほうに引き寄せて10秒キープ。右手の指が痛い場合は、左右を逆にして行う。

腕ストレッチバリエ 1

回数の目安
1日1～3回

1 両手のひらを下に向け、両腕をまっすぐ前に伸ばして力を抜く。

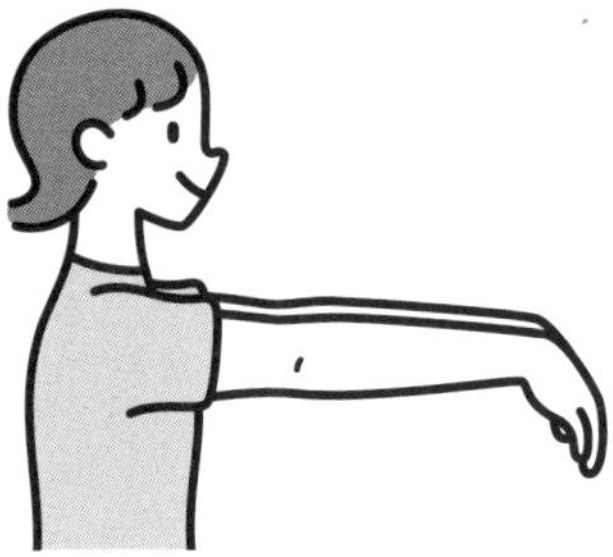

2 両肘を伸ばしたまま、両腕を内側に回すようにして、手のひらを外側に向け５秒キープ。

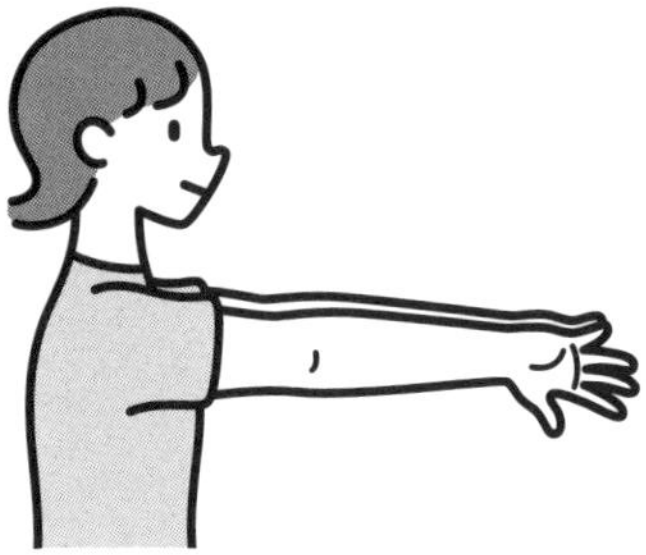

3 両手のひらを上に向けてまっすぐ前に両腕を伸ばす。

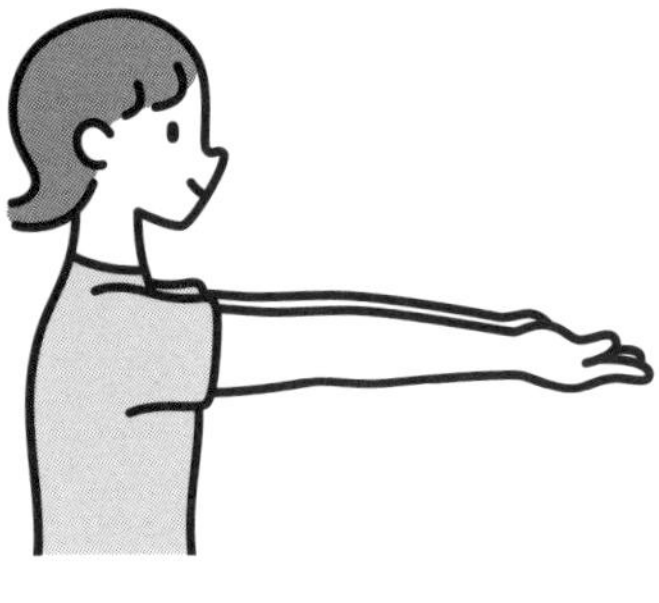

4 両肘を伸ばしたまま、両腕を外側に回すようにして手のひらを外側に向け５秒キープ。

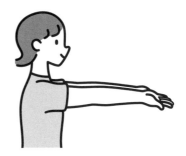

回数の目安
1日何回でもOK

腕ストレッチバリエ 2

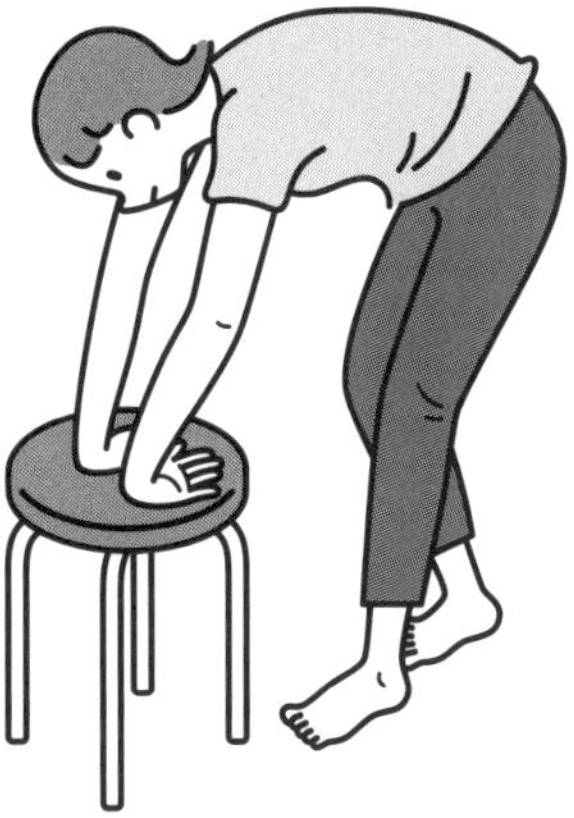

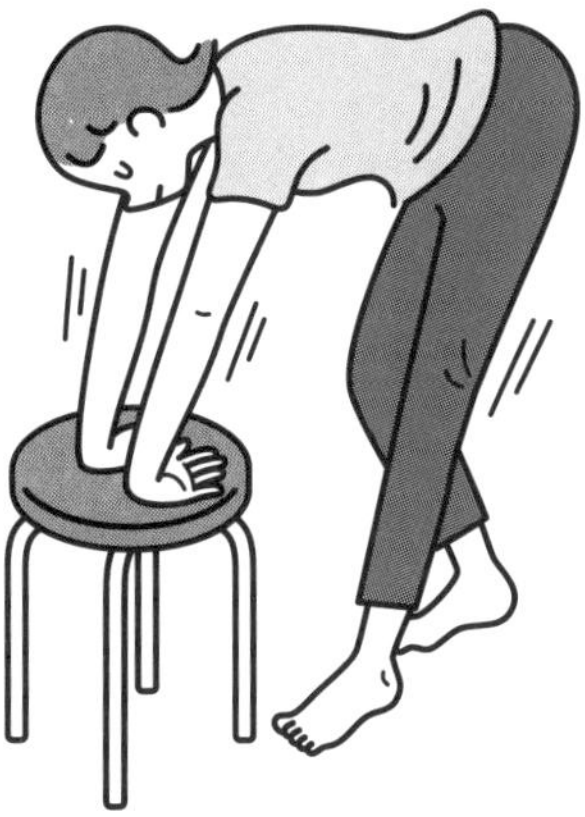

1
両足は前後に開いて両肘を伸ばし、指先が自分の体に向くように、椅子の座面に両手の甲全体をつける。

2
体を後方に少し動かし、腕の前面が伸びている状態で30秒〜 1分キープ。

3
両足は前後に開き、両肘を伸ばし、指先が自分の体を向くように、椅子の座面に両手のひらをつける。体を後方に少し動かし、腕の内側が伸びている状態で30秒〜 1分キープ。

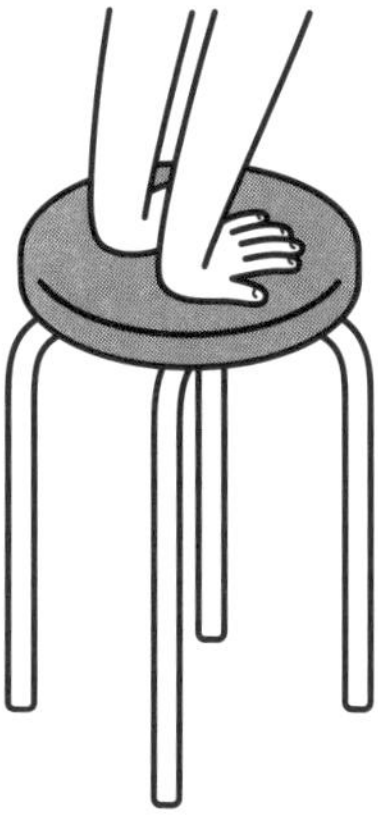

ばね指トレ 5

首を整え指への血流アップ
あご押し体操

これまで多くの患者さんをみてわかったのは、手指の疾患を繰り返している人は、ほぼ100%ストレートネックだということ。ばね指の方も同様です。ストレートネックは全身の血行を悪くします。私が患者さんを施術する際には、指と併せて首のケアも行います。指だけのケアのときと比べ、症状の悪化を抑えられるからです。

ストレートネックを改善するのに効果的なのがこの体操です。繰り返し行うことで、直線的になってしまった首（頸椎）のバランスが改善され、本来のカーブが戻ります。

現代人の多くは、スマホやパソコンの長時間の使用によりストレートネックのリスクが増大。猫背もストレートネックを引き起こす要因です。また、加齢に伴う筋力低下は猫背にもつながります。姿勢に気を付けることと併せ、この体操をこまめに実践してストレートネックを予防し、ばね指の症状改善につなげたいものです。

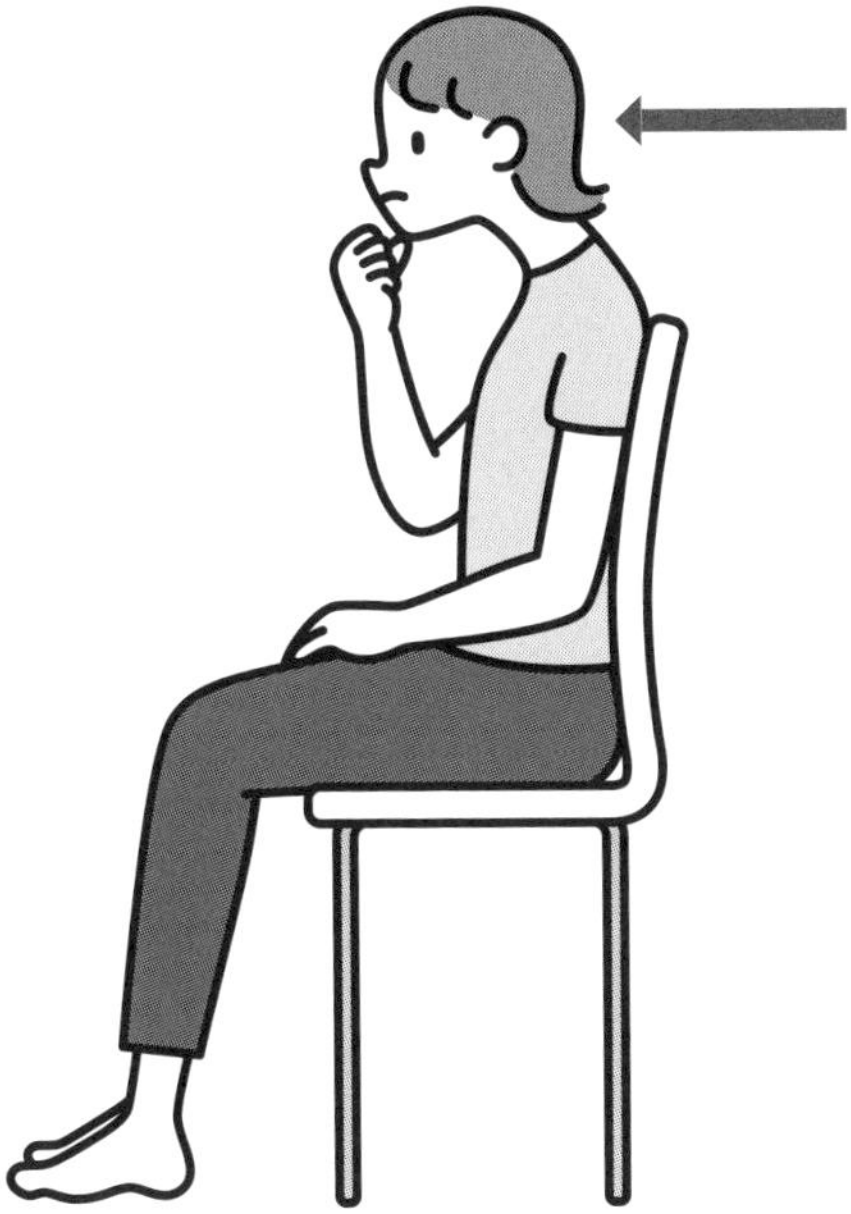

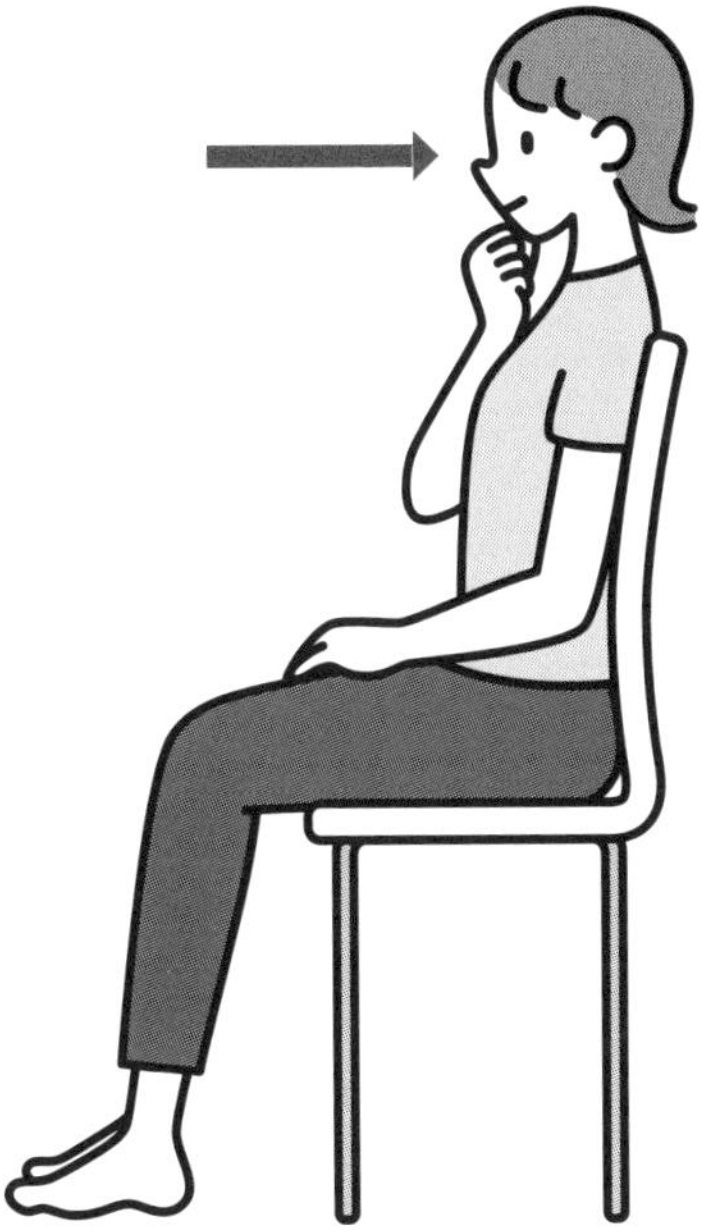

1
背もたれのある椅子に座り、親指と人差し指をあごにあて、首から下を動かさず、頭だけを前方に突き出す。

2
あごにあてた指を後頭部のほうに水平に移動して、ぐっと後方に押し込む。このとき、背中で椅子の背もたれを押すようにする。**1**→**2**を３回繰り返す。

回数の目安
1日に何回
行ってもOK

ばね指トレ 6

背骨を整え血行を促進

テニスボールストレッチ

ストレートネックを放置したり、猫背が進行したりすると、首（頸椎）の下に続く胸椎と呼ばれる部分にしわ寄せがきます。ひどくなると、頭と首が大きく前に出るだけでなく、胸から前に出るスワンネックという状態になります。これを改善するのが、テニスボールストレッチです。

2個のテニスボールを用意し、肩甲骨の位置にセットして仰向けに寝るだけ。テニスボールから胸椎を前方向へ押し戻す刺激が加わり、徐々に胸椎にしなやかさが戻ってきます。それとともに猫背も解消し、首のカーブも戻ってきます。

慣れるまでは痛く感じるかもしれないので、まずは寝たまま約10秒キープ。慣れてきたら徐々に時間を延ばして（最長1分）いきます。テニスボールストレッチは、あご押し体操（P40）と一緒に行うと効果的です。ばね指の症状がなくても姿勢が気になる人は取り組みましょう。

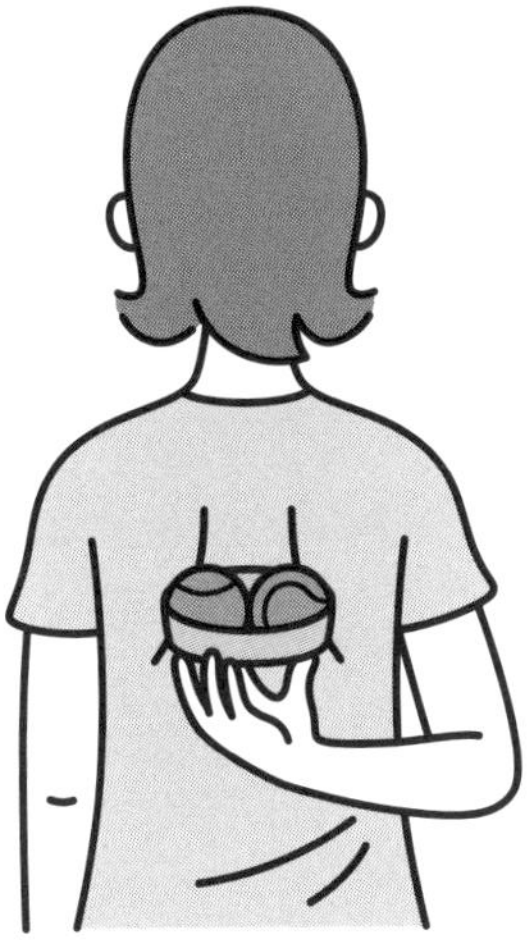

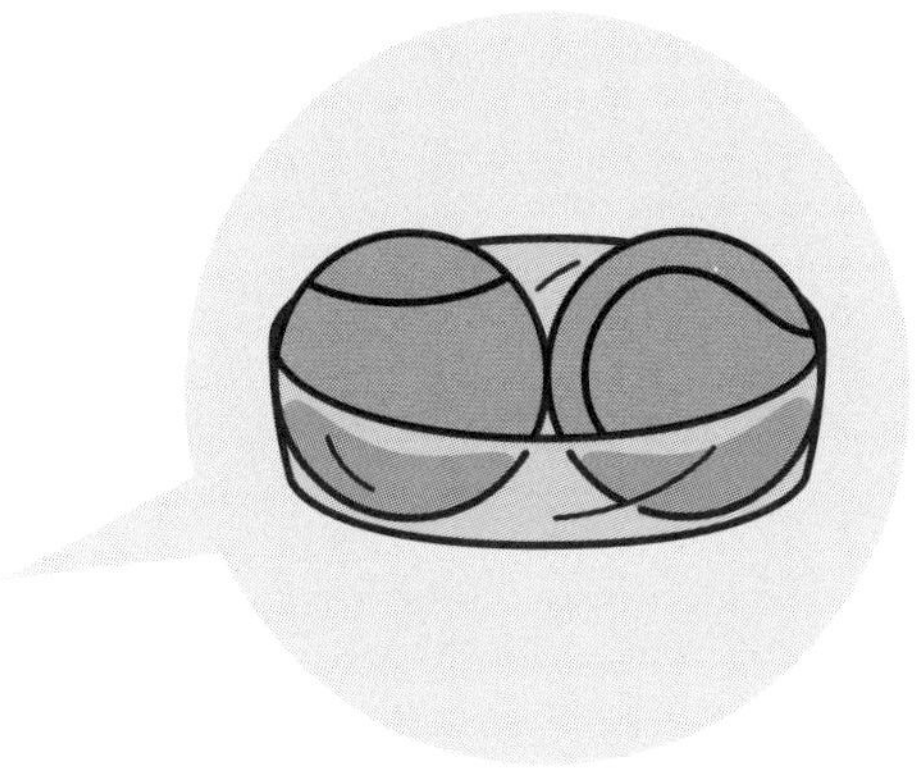

テニスボール2個をガムテープなどで固定する。

肩甲骨の間にテニスボールがくるように!

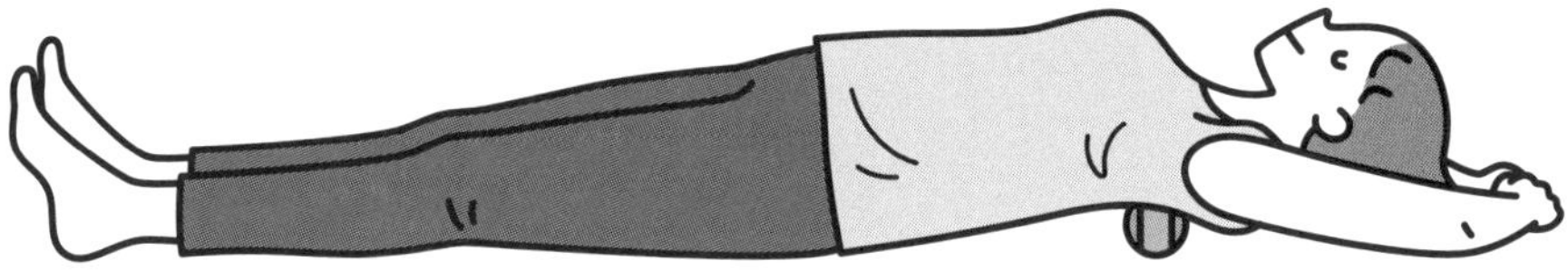

仰向けになり、テニスボールが肩甲骨の間にあたるように調整する。両手は頭上に伸ばし、体の力を抜いて1分間キープ。

回数の目安

1回1分
1日1~3回

運動以外の効果的なセルフケア

これまで紹介した運動以外に、知っておきたいセルフケアがあるので覚えておきましょう。指の引っ掛かりや違和感、痛みなどのばね指の症状は朝起きたときによく出ます。はじめてこうした経験をした人は、どう対応したらいいのかわからず戸惑ったという声がよく聞かれます。指に引っ掛かりや違和感があって無理に動かそうとすれば、腱や腱鞘に負担がかかります。朝はゆっくり動かすようにしてください。なぜ症状が朝に出やすいのか、この理由はまだはっきりわかっていませんが、ひとつには睡眠中は指を動かさないので、炎症によって腱がむくむことが一因といわれています。

症状が出たら、手指をお湯にひたして温めるのも有効です。血行がよくなり、違和感や痛みを軽減します。冷えると腱鞘や腱の硬さが強まり、症状を悪化させることにもなります。

症状が進み痛みがひどくなったときは、無理をしないで安静にするのが基本です。テーピングや包帯で固定して様子をみましょう。

セルフケア 1

朝ゆっくり指を動かす

起床時は、1日の中で一番血流が低下する時間帯。筋肉や関節は固まり、指の動きは悪くなります。ばね指の症状が一番出やすいのもこのとき。

朝はこわばっている指を無理に動かさず、ゆっくりほぐす感じで動かしましょう。指が曲がったままの状態になっている、あるいは、関節部分が固まって伸びきらないときは、反対側の手で指をゆっくり伸ばしましょう。痛いほうの手の指の力は抜き、息は止めず、ゆっくり呼吸をしながら行います。

セルフケア 2

手を温める

体の末端にある手指の血流は滞りがちです。朝は指の動きが悪くなるので、洗面器に湯を張り、手首の上まで浸けると血流が改善して症状が軽くなります。もともと腱や腱鞘には、筋肉などに比べると血液が豊富に通っていません。直接温めることは効果的。また、手を上下に大きく数回振ると指に血液が送られます。

睡眠時に手袋をしたり、外出時には手をこすり合わせる、使い捨てカイロで保温するなども有効です。

セルフケア 3

テーピングで固定したり、塗り薬を活用

痛みが続く、あるいは動かしたくないときはテーピングでの固定が有効です。使い過ぎている指の無駄な動きを制御し、関節の負担を減らして患部を休めます。また、テーピングには、組織を圧迫せず血流を促進させる役目もあります。

使用するのは、伸縮性のある肌色のテーピング用テープがおすすめです。

塗り薬や湿布も有効です。ばね指は指の腱鞘炎です。炎症や痛みを抑える市販の塗り薬を使ってもいいでしょう。

テーピング時の注意点

- テープを貼る部位に汗や皮脂などがあると、接着力が弱まったり、かぶれの原因にもなるので、きれいに拭き取ること。
- テープは一気に剥がすと痛いので、皮膚を押さえながら少しずつ剥がすこと。
- テープを貼ったまま入浴できますが、入浴後はタオルでよく水分をとること。
- かぶれた場合は、使用しないこと。

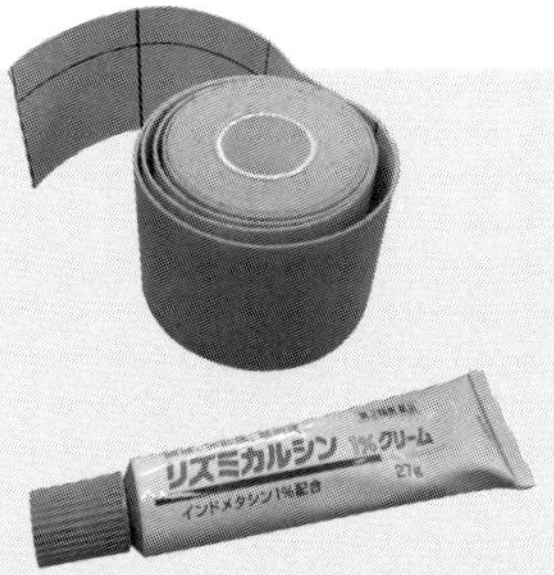

テープは幅3.8cm（写真）、もしくは幅2.5cmのものが使いやすく便利。塗り薬はインドメタシン配合。

テーピング 1　中指が深く曲がらないように固定する場合

1テープの先端を中指の腹にとめ、テープをやや引き伸ばしながら指先から爪に貼り、中指からやや浮かせるようにテープを引っ張って中指の甲側の付け根部分でとめる。2中指の指先から第1関節あたりまでテープで巻く。

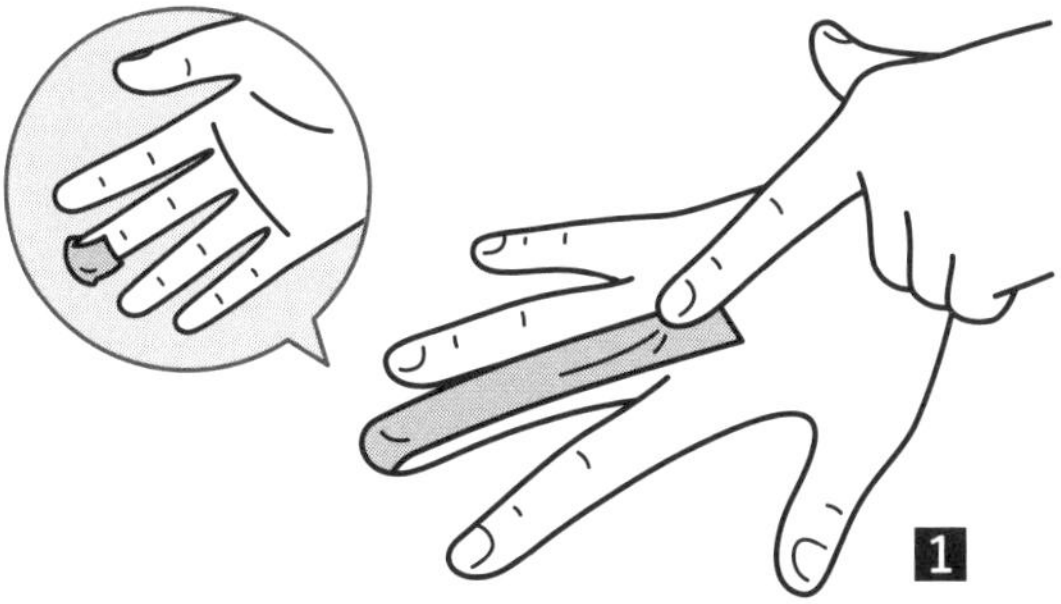

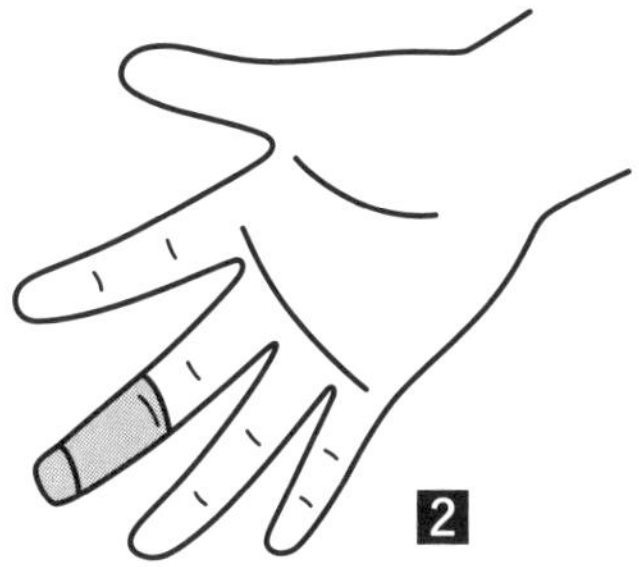

テーピング 2　中指の付け根が痛い場合

1中指の付け根にぐるりとテープを巻き、手のひら側の付け根の小さな出っ張り部分でテープを交差させる。2中指の手のひら側の付け根の小さな出っ張り部分が隠れるように、幅広のテープを巻いて固定する。

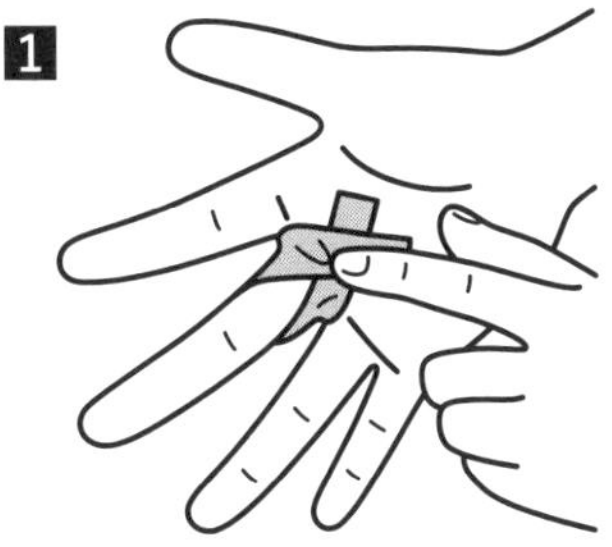

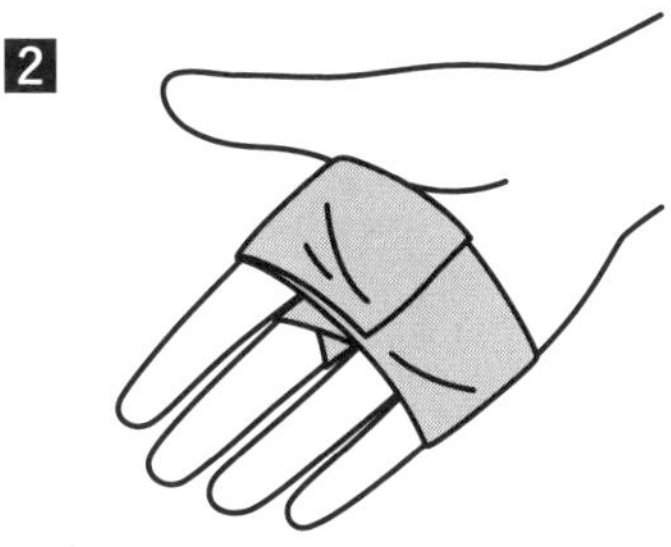

セルフケア 4

首を温めて整える

　ばね指は指に痛みが出る病気ですが、痛いところだけに目を向けていてはダメ。症状に悪影響を与える隠れた要因にも目を向けたいもの。それが首です。首には神経や血管がたくさん集まってそれらは指先までつながっています。首を温めると首回りの筋肉がほぐれ、指への血流や神経の働きも促進されます。スカーフやネックウォーマーで首を温めるなどしましょう。ちなみに、P40で紹介したあご押し体操は首を整える体操です。

　首を冷やせば血流が悪くなり、ばね指の症状悪化につながっていきます。また、首の冷えは肩こりにもつながり、それが腕や手の筋肉や腱にも悪影響を及ぼします。パート1で触れたストレートネックも同様です。そして指にも影響し、ばね指の痛みを増幅させたり、再発などにもつながると考えます。

　実はこれを教えてくれたのは私の患者さんたち。私のクリニックにやって来た患者さんたちの話を聞き、施術してわかったことなのです。

PART 3

体のめぐりをよくしてばね指を改善！

冷えない体は、ばね指の症状改善を助ける

パート1で、ばね指と血行との関係について説明しました。繰り返しになりますが、ばね指になる人は、冷えを抱えている人が多いのです。ばね指の痛みをとったり、症状をやわらげるためには血行をよくすることが大切です。そのためのポイントは、

●姿勢
●運動
●体を外から温める
●食事

です。すぐに取り組めるのがよい姿勢にすること。悪い姿勢は血流を滞らせる要因です。姿勢に気を付けるようになると、それまでにない痛みが体に出てくるという方がいます。でも心配は無用。たとえば、今まで猫背の人が姿勢をよくすると、今まで動いていなかった関節や使われなかった筋肉が動きます。そのため一時的にそこに痛みが生じることがあるのです。

運動不足は血行を悪くします。長時間同じ姿勢でいるとうっ血しやすくなり血行不良につながります。同じ姿勢を取り続けないように、立ち上がるだけでもうっ血状態が改善されます。水分不足は血液をドロドロにして血流が悪くなります。さらに食事内容は血液の質に関係して血流を左右します。自身の生活を振り返り、血行を悪くしている生活を改めてみて。

たとえば、1日の生活を朝、昼、夜に分けて、血流改善につながることをみていくと、

【朝】体温が下がっているので、白湯を飲む
　朝食でしっかりたんぱく質をとる
【昼】デスクワークの人はときどき体を動かす
　エアコンが効く部屋ではカーディガンやストールで体を冷やさない
【夜】お風呂に浸かれば、自律神経のバランスも整う

といったことがあげられます。

血行は自律神経のバランスも関係しています。ストレスがたまると自律神経のバランスが崩れ血行不良に。**規則正しい生活で自律神経のバランスを崩さないことも大切です。**

次ページからは、4つのポイントからアプローチして冷えない生活術を解説しています。ぜひ実践してください。

姿勢に気を付ける

冷えは姿勢の乱れと大きな関係があります。姿勢が悪くなると、首こりや肩こりになる、背中の筋肉がこわばる、内臓が圧迫されるなど体に悪影響を及ぼします。人間は体を温める際、筋肉や内臓の活動で熱をつくり出しますが、悪い姿勢だと十分に働かず、熱をつくりにくくなり冷えにつながります。

悪い姿勢で一番多いのが猫背タイプ。特にスマホを見るときは要注意。頭と肩が前に出て首への負担も大きくなり、首のトラブルにもつながります。

姿勢の基本は立ち姿勢です。ひざ立ちの姿勢（左図参照）で、自分の姿勢をセルフチェック。日常動作をするときの姿勢にも注意しましょう。

スマホを見るときは この姿勢で

前かがみの姿勢は首の負担に。脇の下に手をはさみ、スマホの画面を目の位置に上げ、視線を水平に維持。あごを後ろに引き背すじを伸ばす。

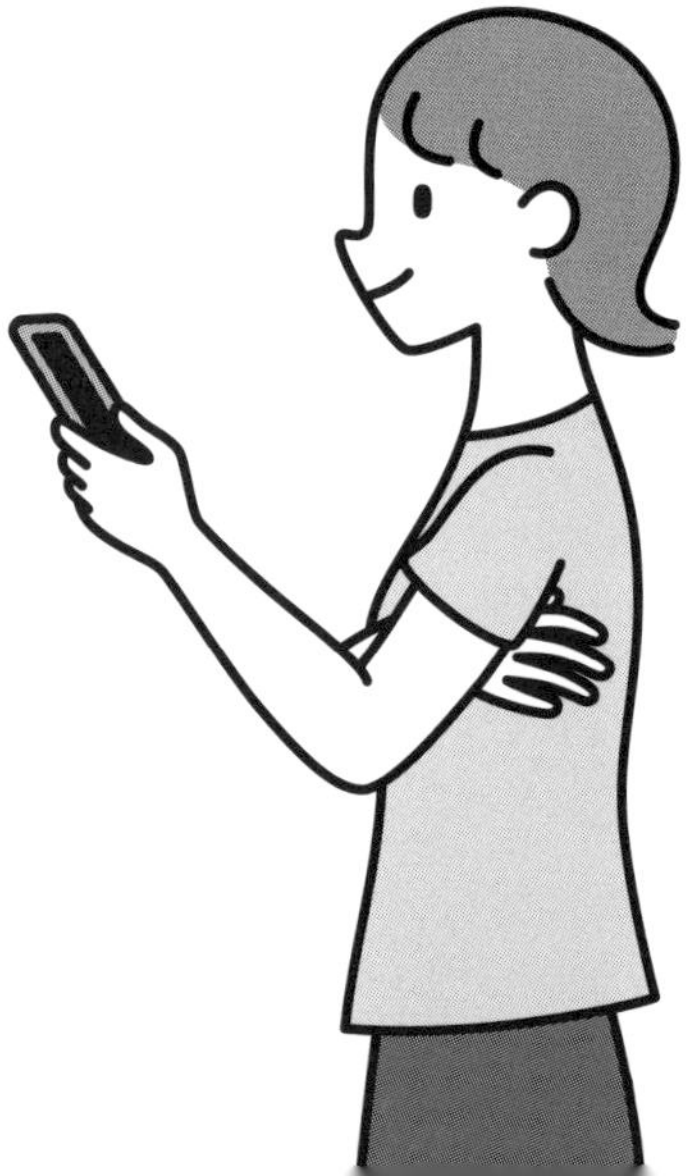

よい姿勢と悪い姿勢

【姿勢チェック】

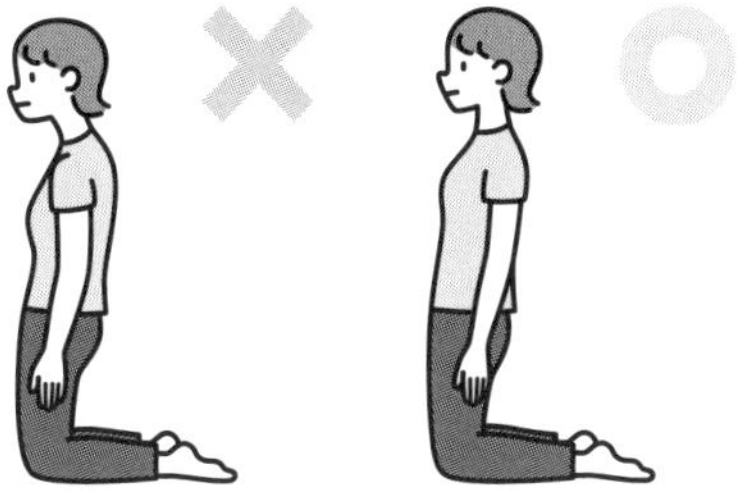

力を抜いてひざ立ちする。下半身が固定されているので、上半身の姿勢が再現できる。頭が体の中心線上にあるか、腕が太腿の中心にきているか、背中が丸まっていないかをチェック。

正しい姿勢

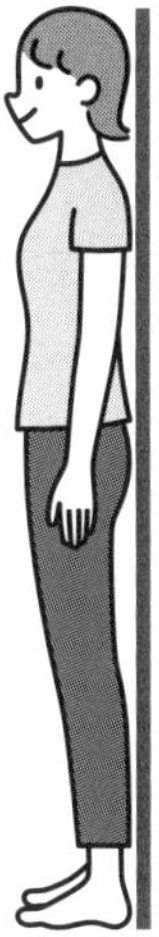

壁を背に立ち、後頭部、肩、お尻、かかとが壁に接していればOK。

悪い姿勢

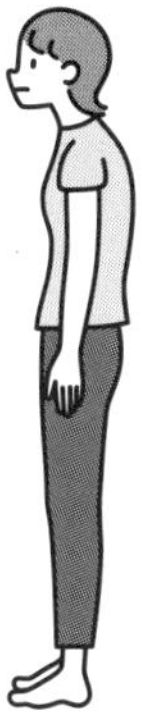

猫背タイプ

頭が中心より前にある。

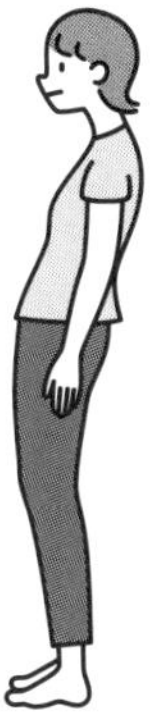

反り腰タイプ

背中がお尻より後ろに引けて、下腹が胸より出ている。

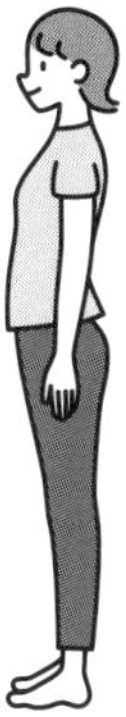

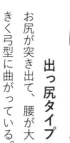

出っ尻タイプ

お尻が突き出て、腰が大きく弓型に曲がっている。

●シチュエーション別姿勢レッスン

リュックを背負うとき

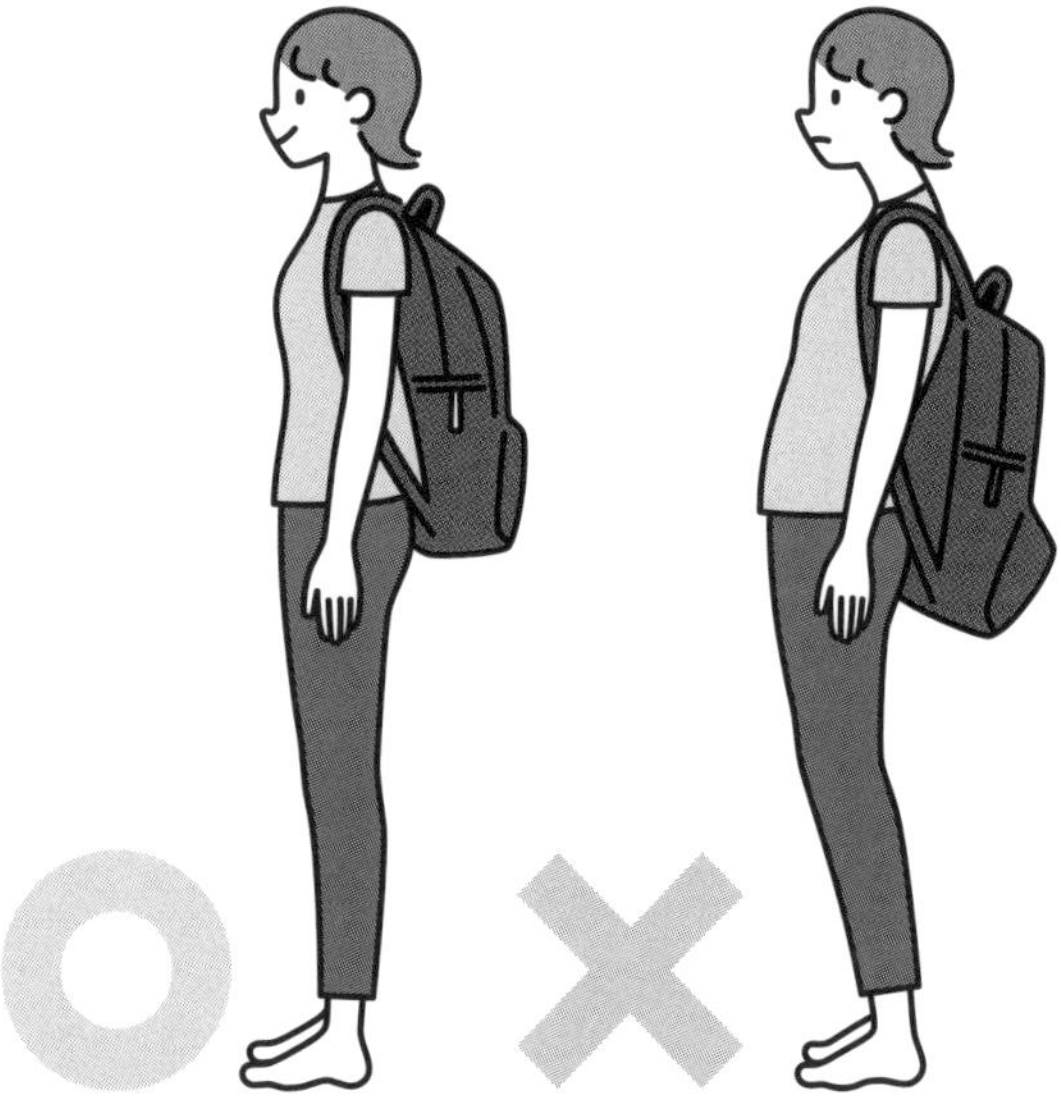

荷物を持って歩くなら、左右のバランスが偏らないリュックがおすすめ。リュックと背中の間に隙間ができると腰が反った悪い姿勢になるので、隙間ができないようにストラップを調整する。

床に座るとき

【あぐら】

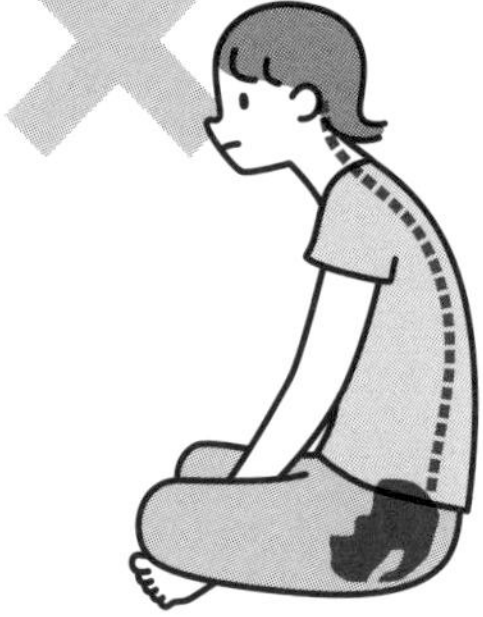

おすすめは正座。あぐらをかくときはお尻の下にクッションなどを敷き骨盤を立てる。NGは体育座りや横座り、あぐらは背骨が曲がりやすい。

ソファーに座るとき

ソファーに座るときは、脚をやや前に投げ出すようにし、上半身を起こして骨盤を立てる。浅く座ると背中が丸まり、肘掛けにもたれると体がねじれ左右のバランスが悪くなるのでNG。

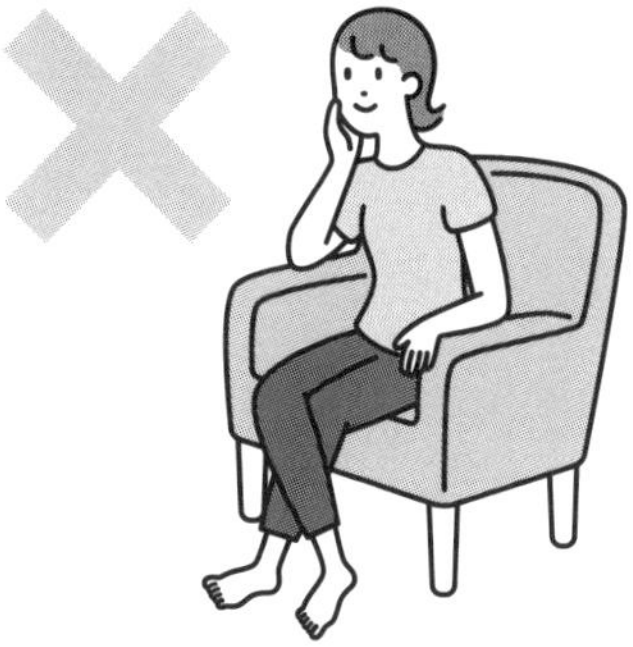

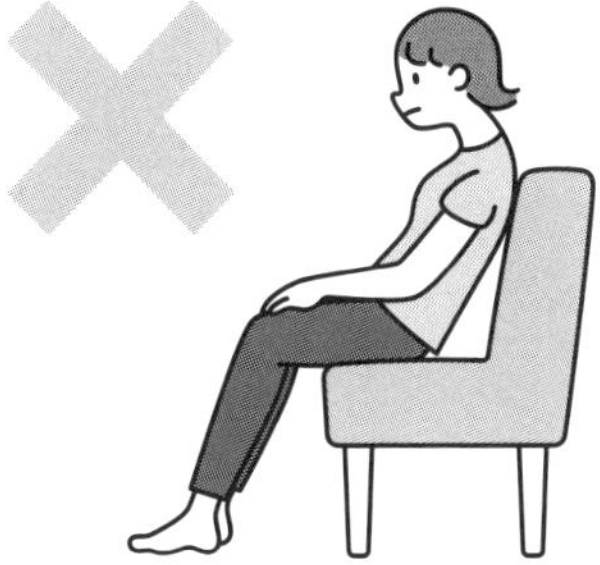

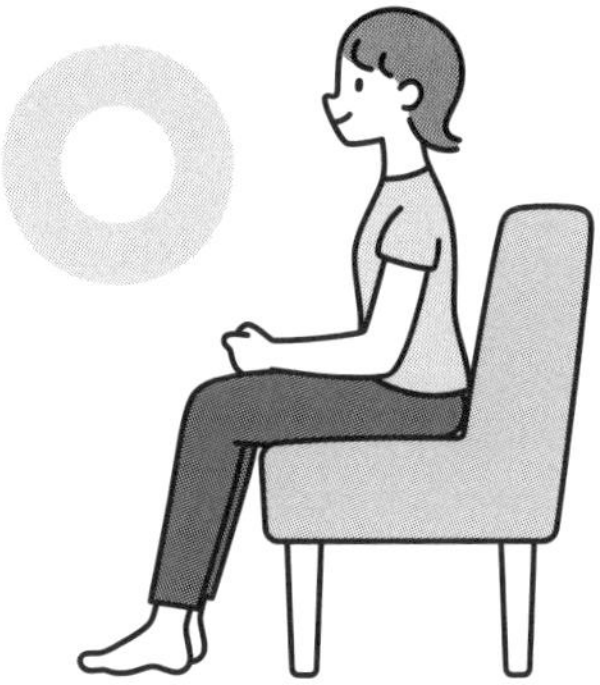

【正座】

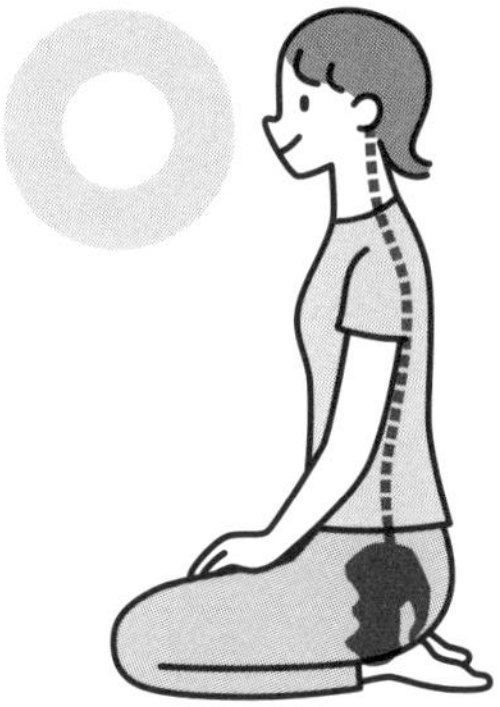

【クッションなどを敷く】

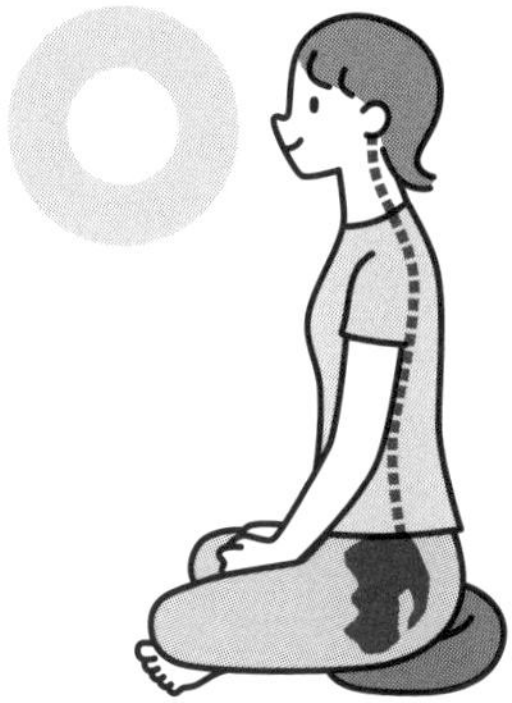

【体育座り】

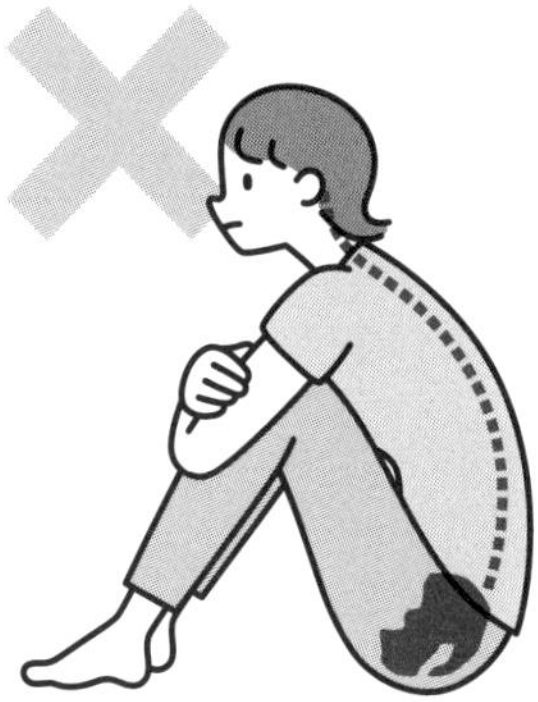

●入浴はシャワーですませず全身浴を！

冷えを防いで、体を温めるための手段として利用したいのは入浴です。シャワーだけですませてしまう人もいますが、バスタブに浸かる習慣をつけていただきたいですね。

39℃くらいのぬるめのお湯をバスタブに張り、首まで浸かって全身を芯から温めます。のぼせないように、1回の入浴でお湯に浸かっている時間は、基本的には10分程度にしましょう。半身浴はおすすめしていません。首が冷めやすく、その影響が全身に及ぶので温浴効果が半減してしまうからです。

パート2で紹介したばね指トレを湯船に浸かりながら行うのも効果的です。

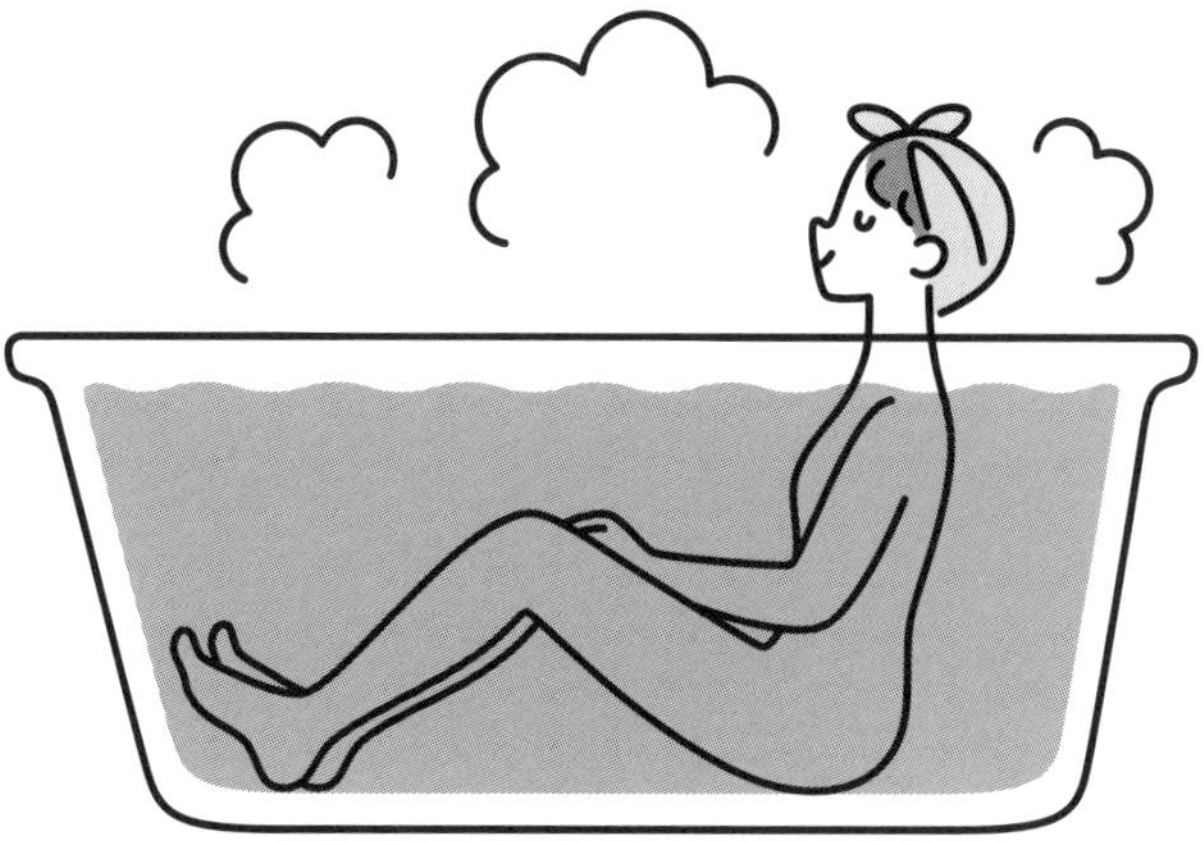

●仰向けに寝て枕はタオルに

全身の血のめぐりには睡眠中の姿勢も関係します。注意したいのは枕が高過ぎること。枕が高いと首が前に曲がり、血流や神経の働きに悪影響を及ぼすだけでなく、ストレートネックを助長します。

おすすめは、枕を使わないこと。タオルを数枚重ねて、現在使っている枕とほぼ同じ高さに調整したタオル枕を試します。高さが同じなので違和感がないはず。翌日から1日1枚ずつタオルを抜いて、少しずつ低くしていきます。こうして、最終的にはタオルが1枚もない状態、つまり枕なしに。

横向きになると肩の高さ分首が曲がってしまうので、頭の左右両側に畳んだタオルを置いてください。寝返りしてもタオルの上に頭がくれば、首は曲がりません。

寝るときは仰向けです。この姿勢は体への余計な負荷がかからず、背骨のカーブが維持されます。骨・関節・全体的な骨格の配列・筋肉・腱などほかの組織も含めて「あるべき状態」になっています。体重が均等に分散されやすいので、血行の妨げになりにくいのです。足は肩幅に広げ、手のひらは上に向けましょう。

●有酸素運動を取り入れる

手軽に血行促進できる運動といえばウォーキングです。有酸素運動であるウォーキングは、体内に取り込んだ酸素を血流にのせて全身の筋肉に運ぶため、血行が促進されます。

1日8000歩を目指し、その中で20分はいつもより も少し速く（会話ができる程度）歩くようにするといいでしょう。こま切れでもトータルで20分になればOKです。

日本人は世界的にみても座っている時間が長いことがわかっています。座ったまま同じ姿勢を続ければ血行は滞ります。こまめに体を動かすことも大切です。ちなみに水泳も有酸素運動ですが、体を冷やしてしまうので冷え対策としてはおすすめしません。

ウォーキングのフォームは

- ●歩くときは前かがみや猫背にならないように
- ●できれば平らな道を歩く
- ●あごは引き、まっすぐ前を向く
- ●胸を張って腕をしっかり引く
- ●重心の7割を後ろにかけるイメージで
- ●歩幅を広くする必要はない

●水分はしっかりとる

人間の体の60%は水分。摂取した水分は腸から吸収され、血液となって体中のすみずみまで運ばれます。十分に水分を摂取しないと血行不良につながる可能性があるのです。1日に必要な水は2・5リットルで飲み水と食事からとっています。ですから食事を抜くと水分摂取量が減ると覚えておいて。

のどの渇きは脱水が始まっているサイン。渇きを感じる前に水分をとること。高齢者はのどの渇きを感じにくくなっているので注意してください。アルコールや多量のカフェインは利尿作用があり、体内の水分を排泄します。水分補給として適していません。また、糖分や塩分などの濃度が高いと吸収までに時間がかかります。

水分の上手なとり方

- ●のどの渇きを感じる前に、こまめに水分をとる
- ●飲み水からとる水分は1日1.2ℓを目標に
- ●入浴中や就寝中は汗をかくので水分が不足しがち
  入浴後や起床時はコップ2杯の水の摂取を!
- ●スポーツの前後、途中にも水分補給
- ●食事で汁物をつけると水分摂取量を増やすことに
- ●氷たっぷりの飲料は体の負担になるので冷やし過ぎないように

●高血糖を防ぐ

ばね指は糖尿病の人に多くみられることがわかっています。糖尿病になると、指の腱や腱鞘が厚くなり障害が起こりばね指のリスクを高めます。また、末梢の血流が悪くなるので、症状の重症化にもつながることが考えられます。糖尿病の指標となる平均血糖値のHbA1c（ヘモグロビン・エー・ワン・シー）は過去1〜2か月間の血糖値の平均で、この値が高ければ継続して高血糖の状態が続いているということになり、放置すれば糖尿病へ一直線です。

糖尿病は運動習慣や食事で予防できます。日々の生活で上手に血糖をコントロールして、ばね指の予防につなげましょう。

血糖値が上がりにくい食べ方

- ●食事を抜くと次の食事で血糖値が上がりやすくなるので、1日3食を心掛ける
- ●食物繊維が豊富な野菜や海藻を先に食べるベジファーストで、血糖値は上がりにくくなる
- ●主食となる穀類は血糖値を上げやすいので、高たんぱくのおかずを合わせる
- ●ゆっくりかんで食べると、インスリンの分泌を促すホルモンが増える

血行をよくするツボを刺激する

血のめぐりをよくするツボを刺激することで、体の中から温まりやすくなります。さまざまな効果が期待できる万能ツボとして知られているのが合谷《ごうこく》。親指と人差し指の付け根の間にあるツボで、血行促進作用があり、体内の循環改善効果も高いです。

ツボは真上から気持ちいいと感じる強さで押し、グリグリ強く押したり、強くもんだりしないこと。5秒くらいかけてゆっくり押し、5秒くらいかけてゆっくり離します。ツボ部分を温めるのも同じ効果が得られます。ツボは朝昼夜いつ押してもかまいませんが、食事の前後、入浴の前後、アルコールをとったときは避けましょう。

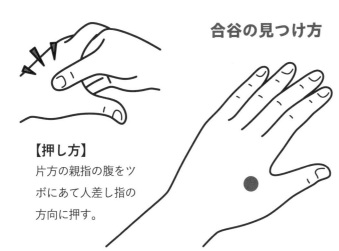

合谷の見つけ方

手の甲側の親指の骨と人さし指の骨の間のくぼんでいる部分で、人差し指の骨のきわ。

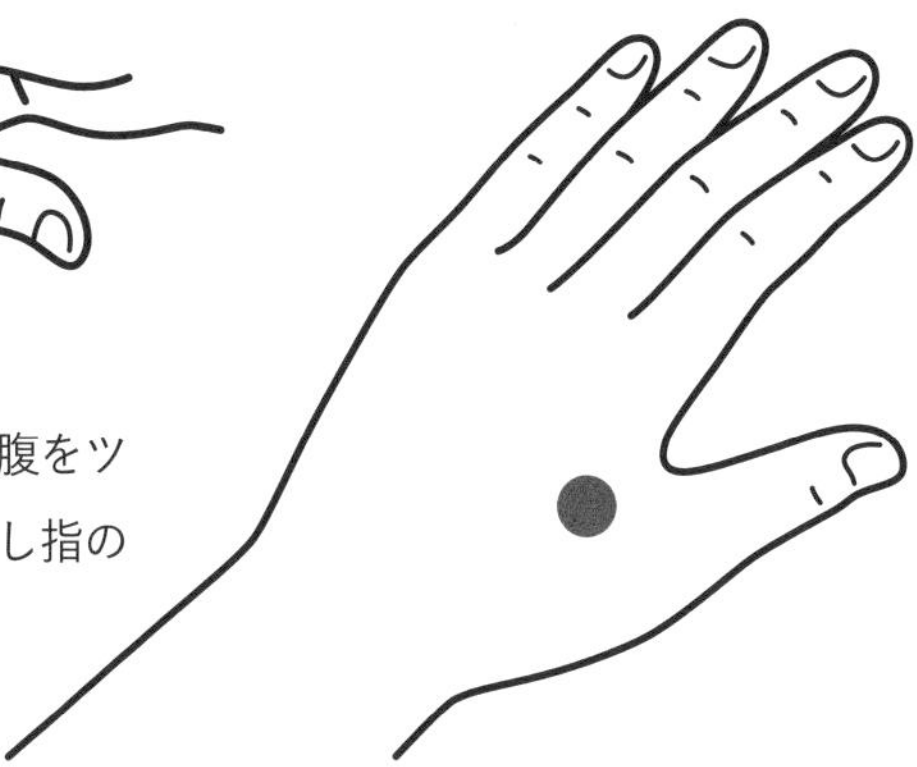

【押し方】
片方の親指の腹をツボにあて人差し指の方向に押す。

●季節に合わせた温活で冷え予防

　血行をよくして冷えない体をつくることは、ばね指のリスクを下げます。冷えは男性よりも女性に多くみられます。これは熱を生み出す筋肉が女性のほうが少ないためです。季節に合わせ、1年を通して気を付けることが肝心です。

　冷えは睡眠とも関係しています。夜になると活動モードの交感神経から休息モードの副交感神経に切りかわります。ですが体は冷えていると、これ以上体温を下げてはいけない！と交感神経が優位に働きます。そのため体はリラックスできず、寝つきが悪いなど良質な睡眠がとりにくくなります。良質な睡眠がとれないと、血のめぐりが悪くなり、体がますます冷えてしまう……そんな悪循環に！

　冷えは女性だけに特有のものではなく、男性にもあります。加齢による筋肉量の低下やストレスなどが冷えを引き起こす要因。男性は冷えには無縁という思い込みから、冷え対策をとっていない男性は多いのでは。また、気付いていないという人もいるでしょう。ばね指は男女問わず発症するので、冷えとばね指は関係があると心して対策をとりましょう。

四季の温活ワンポイント

春

春は入学や転勤などで生活環境が変わりストレスも多くなる時期。自律神経が乱れて体温調節が乱れ冷えになりがち。体を温めることもそうですが、ストレスを上手に発散させることも冷え防止に！

夏

夏は暑いので冷たい飲み物や食べ物をたくさんとりがち。また冷房が効いた部屋で長時間過ごすなど、体を内外から冷やします。温かい飲み物をとったり、お風呂に浸かるなどしましょう。

秋

急に気温が下がることもあり体調を崩しやすい時期。夏の生活習慣の冷えがこの時期に不調として現れることも。食事で体内を温め、服装や小物などで首、手首、足首を冷やさないように。

冬

寒さで活動量が減ると体内でつくられる熱も減って冷えがちに。血行も滞り体でつくられた熱が全身に行き渡りにくくなります。食事をしっかりとって熱をつくり、血のめぐりを改善しましょう。

●冷え予防の食事と栄養素

血行をよくして冷えを予防するためには、日々の食事が重要なのはいうまでもありません。冷えない体をつくるためには、体の末端にまで血流が行き渡るようにすることが必要です。血液の粘性が高くドロドロの状態では、末端の毛細血管に届きにくく、栄養や酸素を運んだり、老廃物を回収したりすることができません。

サラサラ血液をつくるために重要なのが食事です。熱を生み出す工場である筋肉をつくるにはたんぱく質が必要です。糖質をエネルギーにかえるビタミンB群、また、血液の構成成分である鉄分、さらに、血液をサラサラにする働きを持つβカロテン、ビタミンCやビタミンEなどの抗酸化ビタミンも摂取しましょう。

女性の中にはダイエットのためとサラダをたくさん食べる人がいますが、生野菜や果物などの冷たい食べ物は体を冷やします。野菜をとるなら温野菜など加熱したものにしましょう。料理では香辛料や香味野菜を取り入れて。唐辛子やしょうが、ねぎ、になどの辛味成分には血行を促進する作用が期待できます。こうした食材も上手に取り入れましょう。

体を温める栄養素と食材

たんぱく質 … 筋肉をつくり熱を生み出す
(多く含む食品)肉、魚、卵、豆腐など

ビタミンB_1 … 糖代謝を促進し、体を動かすエネルギーを産生する
(多く含む食品)豚肉、玄米、そば、大豆など

ビタミンC … 鉄分の吸収を促進し毛細血管の機能を保持する
(多く含む食品)イチゴ、レモン、オレンジ、キウイフルーツなど果物類のほか、ブロッコリー、パプリカ、サツマイモ、ピーマン、コマツナなどの野菜類

ビタミンE … 血管を広げ血液の流れをよくする
(多く含む食品)アボカド、カボチャ、アスパラガス、シュンギク、ニラ、サケ、サバ、アーモンドなどのナッツ類、キウイフルーツなど

鉄分 … 血液中のヘモグロビンと結びつき全身に酸素を運ぶ
(多く含む食品)レバー、ホウレンソウなど

●朝食を食べると寒さを感じにくくなる

食事をすると体が温かくなりますよね。これは食事で体内に吸収された栄養素が分解され、その一部が体熱となるからです。朝は、1日の中で最も体温が低いため、朝食をとることで体が温まり元気に活動できるようになります。

熱源となる筋肉づくりのためにも、たんぱく質は毎日欠かさずとりたい栄養素だと前述した通り。上手なとり方を実践しましょう。

筋肉をつくる上では、一度にたくさんのたんぱく質をとるよりは、朝、昼、晩と3食で偏りなくとるのが効果的。食事を抜くと体は筋肉を壊してエネルギーを得ようとします。食事をしっかりとり筋肉をキープすることが重要となります。

食事をとると消化のときに熱を発生（食事誘発性熱産生）しますが、朝にしっかりたんぱく質をとることで多くなります。たんぱく質の多い朝食をとると効果的に体を温めます。また、よくかんで食べると食事誘発性熱産生が高まります。

PART 4

ばね指が治った！
「ばね指トレ」体験記

CASE 1

指のエクササイズと冷え防止生活で親指と中指の痛みが消え家事も楽々！

町田京子さん（仮名・63歳・主婦）

最初は、歯ブラシを持ったときに、右手の親指の付け根に違和感を覚えたのが始まり。そのうち食器を洗ったり、フライパンを振ったり、調理で包丁を握ったりしたときに親指だけでなく中指にも軽い痛みを感じるようになりました。またときどき、朝、親指がピンと伸びたまま動かなくなることも。でも、時間がたつと少しずつどの指も動くようになり、違和感や痛みもなくなるので、家にあった湿布を貼って過ごしたのですが症状がなかなか改善しないので、酒井先生のクリニックへ行くことに。痛みが強いときは指をなるべく動かさないようにし、痛みが軽くなってから指を伸ばしたり、指の付け根をマッサージするエクササイズを毎日実践しました。

同時に体を冷やさない生活で血行をよくすることも大切だということを教えていただきました。私は極度の冷え性。ウォーキングなどの運動習慣を取り入れて、お風呂にゆっくり浸かるなど、できる範囲で冷え防止生活に取り組みました。３か月ほどかかりましたが、少しずつ、違和感がなくなり、痛みは軽減。今では炊事や洗濯などの家事は以前のようにこなせています。

友人の間でもばね指になる人は多く、中には再発を繰り返しているという人もいました。予防のためにも手指のエクササイズは定期的に実践するようにしています。

CASE 2

指が痛くてハサミが握れない！約2か月のセルフケアで症状改善

松田久子さん（仮名・40歳・美容師）

ハサミを握ってカットする際に、最初は親指に少し引っ掛かりを感じるように。次第に痛みが出て、曲げ伸ばしがスムーズにできなくなりました。整形外科に行ったらばね指と診断。仕事があるので炎症を抑えるため痛み止めの注射で対応。でも打つときにとても痛くて……。何度か繰り返すうちにほかにケア法はないかと探していたとき酒井先生を知りました。

姿勢の悪さも指摘され指だけでなく、首のエクササイズも同時に実践。症状がなくなるまで2か月ほど。現在は仕事も支障なくできています。

CASE 3

何度も繰り返していた指の痛み！約1か月の施術で解消、再発もなし

渡部健一さん（仮名・51歳・運送会社勤務）

荷物を運んだり、荷造りしたりで、指が痛くなることは度々。いつもと違う引っ掛かりを感じたので整形外科を訪れるとばね指といわれました。注射や電気治療を受けたのですが、痛みを繰り返す生活は変わりませんでした。手術という選択肢もあると聞いたのですが、それには抵抗があって……。そんなときに知ったのが酒井先生のクリニックです。

先生の施術を受けながら、強い痛みのときはテーピングで固定しエクササイズを実践。すると1か月ほどで痛みがなくなり、再発していません。

CASE 4

タブレットやパソコンで指を酷使！2か月で痛みがとれ、趣味のゴルフも満喫

松永栄太郎さん（仮名・45歳・会社員）

ある日、右手の親指と人差し指の付け根に引っ掛かりを感じるようになりましたが、ぜんぜん気にもとめていませんでした。でも、徐々に指の付け根が腫れて熱を持つ感じになり、痛みも出てきて……。おかしいなと思っていたら、ある朝、左手の親指にこわばりを感じるように！　ネットで調べてみるとばね指の症状と似ているので、もしかしたらと酒井先生のクリニックへ。結果は予想通りでした。先生とお話をしている中で、仕事で

指を酷使したことがばね指の原因だと思いあたりました。発症する数年前から営業職になり、出張が多くタブレットやスマホを多用するようになっていたからです。帰宅後もパソコンでプレゼンの資料づくりなどで毎日2時間ほどキーボードを叩く日が続きました。指の不具合を放置して痛みが出るまでなにもしなかった結果です。

また、若い頃から趣味でゴルフを続けていますが、ゴルフをする人にもばね指が多いと聞き、これも一因かもしれないと。クリニックでの施術に通いながら、仕事の合間に指のエクササイズを意識的に取り入れたり、入浴後に指のマッサージをするなどセルフケアに取り組みました。先生からは睡眠不足や血行不良はばね指の症状を悪化させる要因になると聞き、疲れをためないように心掛けました。すると2か月後には痛みはなくなり、好きなゴルフも続けています。

CASE 5

指のこわばりは約3週間で解消！ 編み物や庭の草取りもできるように

高橋京子さん（仮名・72歳・主婦）

右手の親指と人差し指にこわばりを感じたので、リウマチを疑って整形外科に行くと、ばね指といわれました。電気治療を受けてもこわばりや痛みは改善されず、日課にしていた庭の草取りや趣味の編み物や手芸ができず困っていました。酒井先生のクリニックを知ったのはそんなときでした。

手や指のセルフケアとともに、編み物をするときの動作や姿勢についても教えていただき実践。3週間もするとこわばりはなくなり、以前のように趣味の編み物を楽しんでいます！

CASE 6

指エクサと良い姿勢を心掛け1か月ほどで違和感が消えました！

田中美奈さん（仮名・45歳・会社員）

右手の親指の付け根に痛みが出て、指が引っ張られるような感じになり曲げにくくなりました。仕事はおもにデータ入力で、1日6～8時間はパソコン作業。職業柄ばね指になる人が多くいたのは知っていました。

酒井先生のクリニックで軽度のばね指だとわかり、指のストレッチと入浴中に指の付け根のマッサージを実践したところ、1か月ほどで違和感がなくなりました。悪い姿勢はストレートネックを引き起こし、ばね指の症状を悪化させると知ったので、普段の生活では姿勢にも気を付けています。

CASE 7

朝起きたら、指が曲がったままに！ 2か月のセルフケアで治りました

里中太郎さん（仮名・68歳・自営業）

朝起きたときに人差し指が曲がったまま動かなくなって、整形外科で診察してもらったらばね指でした。炎症がひどいということで注射をしたのですが、手のひらの注射はとても痛かった……。翌日には痛みはなく過ごしていたのですが、2か月ほどして再発。あの痛い注射はいやだと、知人から酒井先生のことを聞き施術とセルフケアをスタートしたのです。

糖尿病も症状を悪くすると聞いたので、食生活にも気を付けました。2か月で痛みはなくなり、再発を防ぐ意味で指のマッサージは続けています。

PART

5

更年期以降に気を付けたい手指の病気

女性に多い手指の不調を知ろう

更年期やそれ以降になると女性には手指の疾患が増えてきます。本書で取り上げたばね指のほか、へバーデン結節や関節リウマチなども女性に多い病気です。手指の不調を感じたら、年齢のせいにしたり、使い過ぎだからと症状を放置することなく、治療やケアにつとめていただきたいですね。なぜなら、症状が悪化し指が動かしにくくなったり、指の変形につながる病気の可能性もあるからです。「指が腫れてお気に入りの指輪ができなくなった」「人前に出るのが恥ずかしく、ネイルのおしゃれもしなくなった」「年齢よりも老けてみられるようになった」などなど、**手指の不調がきっかけで外出や人と会うのが消極的になるなど、メンタルに影響する**ケースも。たかが指、されど指なのです。

気を付けたい手指の疾患はどのくらいあるのか、その症状はどのようなもので、どう対処すべきかなどを知っておくことは、早期に発見して、早期ケアにつながり、重症化を防ぐことにもなります。症状が似ている疾患もあるので、自己判断は禁物、心配なら専門家を訪ねるようにしましょう。

知っておきたい！　女性に多いおもな手指の病気

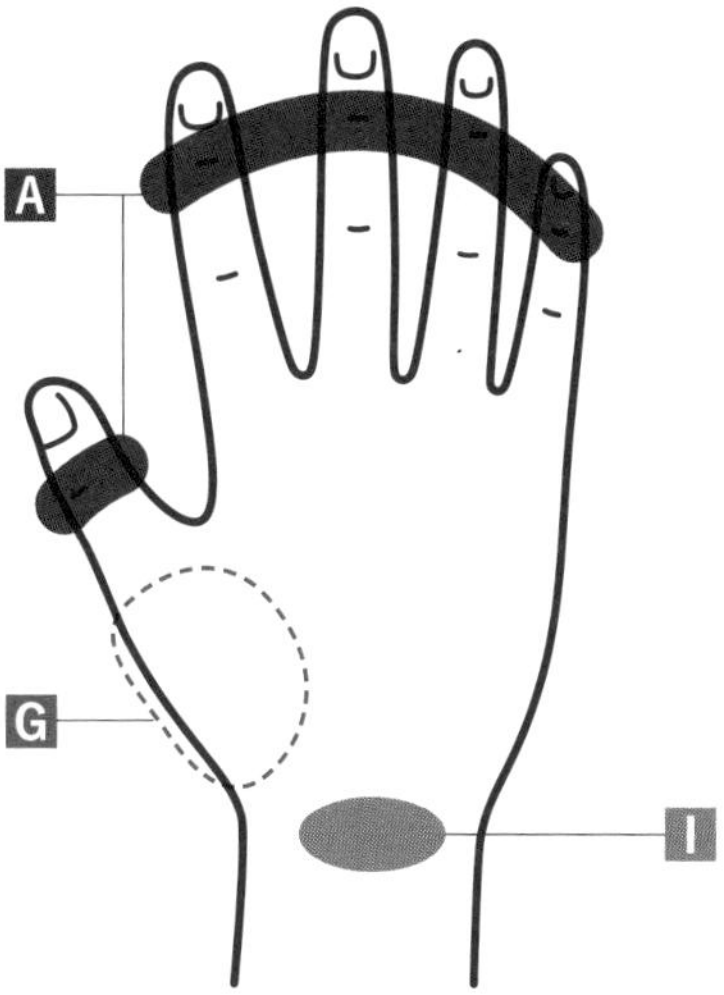

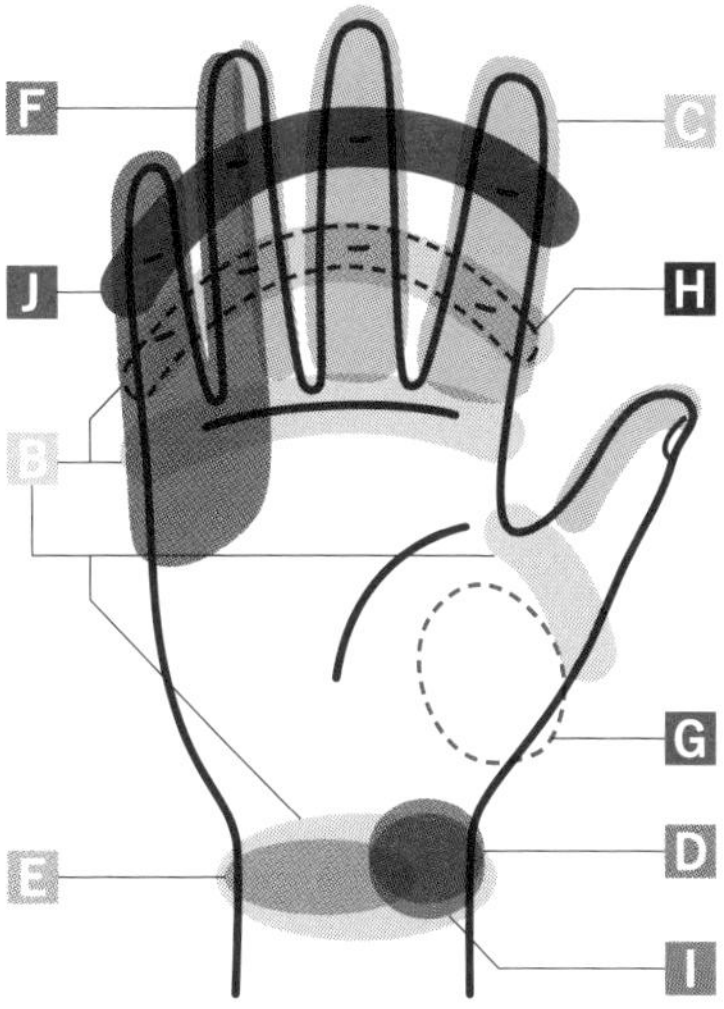

A ヘバーデン結節 → P80

B 関節リウマチ → P81

C 手根管症候群 → P82

D ドゥ・ケルバン病 → P83

E 手根不安定症 → P84

F 尺骨神経管症候群 → P85

G 母指内転筋炎症 → P86

H ブシャール結節 → P87

I ガングリオン → P88

J マレットフィンガー → P89

突き指→P89

第1関節が痛み、変形する病気

【ヘバーデン結節】

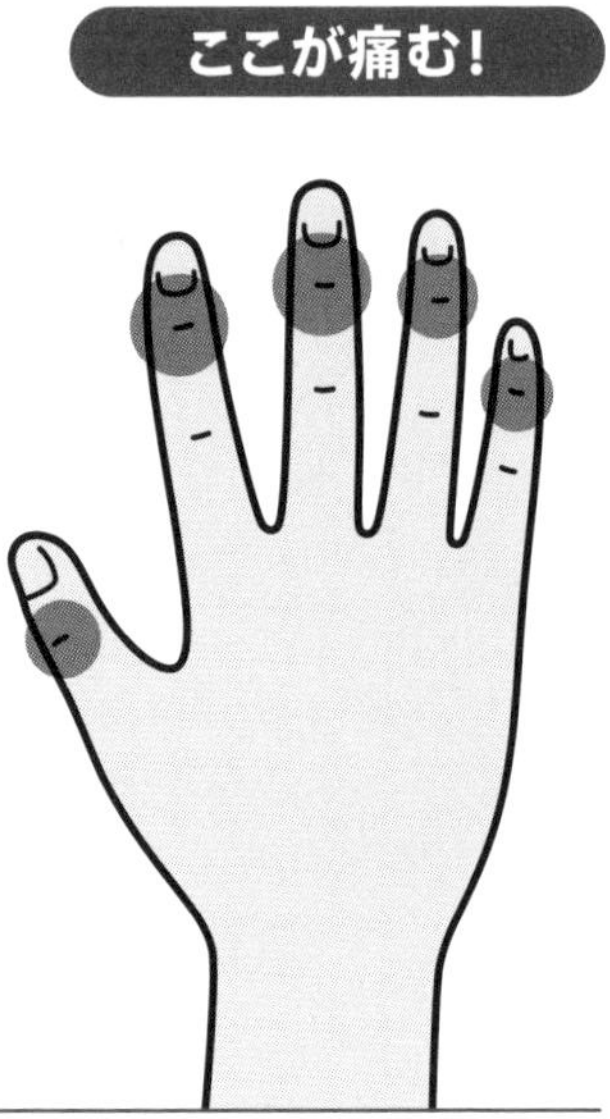

【症状と原因】

中高年女性に多くみられる指の変形性関節症の一種。おもに指の第1関節の痛みや腫れが続きます。放置すれば関節や爪の変形が進み、物がつかめなくなることもあります。5本の指すべてに発症のリスクがあります。第1関節の回りが腫れたり痛んだりする、指先が伸ばしにくくなるなどの症状が出たら危険サイン。

関節リウマチと症状が似ているので間違うことがありますが、関節リウマチであれば第2関節が痛みます。ヘバーデン結節の原因は、指の使い過ぎ、老化、ホルモンの影響などが関係しています。

【ケア&治療法】

痛みがあれば第1関節をテーピングなどで固定して安静にすること。患部が熱を持っている場合は冷湿布をします。レーザー治療や電気治療も有効です。痛みがなければ、マッサージやストレッチで症状が軽減します。病院での基本的な治療は、痛みが強い場合は消炎鎮痛剤などを利用して炎症を抑えます。

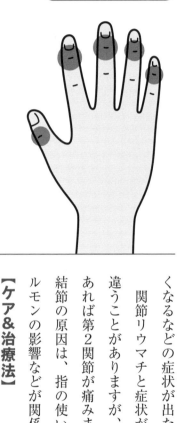

関節が変形する自己免疫疾患

【関節リウマチ】

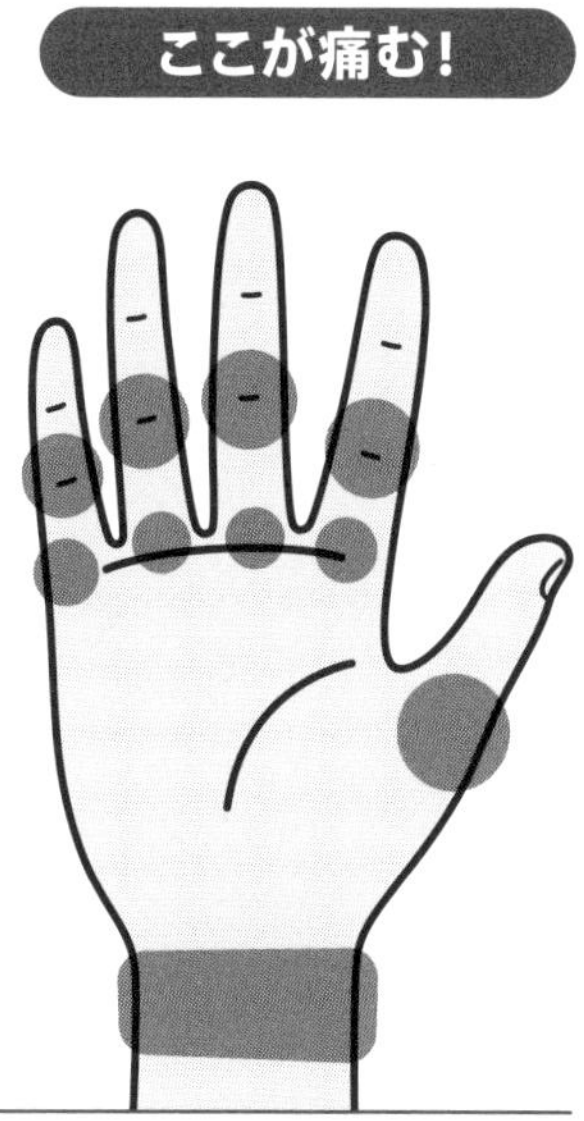

【症状と原因】

関節の内部で炎症が起こる自己免疫疾患のひとつ。症状が出るのは指の第2、第3関節や手首。両手に出やすいことが知られています。症状には個人差がありますが、初期は朝起きたときに指がこわばって動かしにくくなり、次第に痛みや腫れにつながります。症状が進むと、指が白鳥の首のように曲がる「スワンネック変形」、親指以外の4指全体が第3関節から小指側に曲がってしまう「尺側偏位」といった変形を引き起こします。

【ケア&治療法】

関節リウマチは遺伝的要因も指摘されているので、家族にリウマチ患者がいるときは、血液検査をすればわかります。

関節リウマチは症状が一進一退しながら進行していきます。早期治療を行えば変形の進行を抑えることができます。病院での治療では患部を温めたり、関節の可動域を維持するための運動など理学療法、抗リウマチ剤と非ステロイド性消炎剤による薬物療法が基本です。

4指に痛みやしびれが出る

【手根管症候群《しゅこんかんしょうこうぐん》】

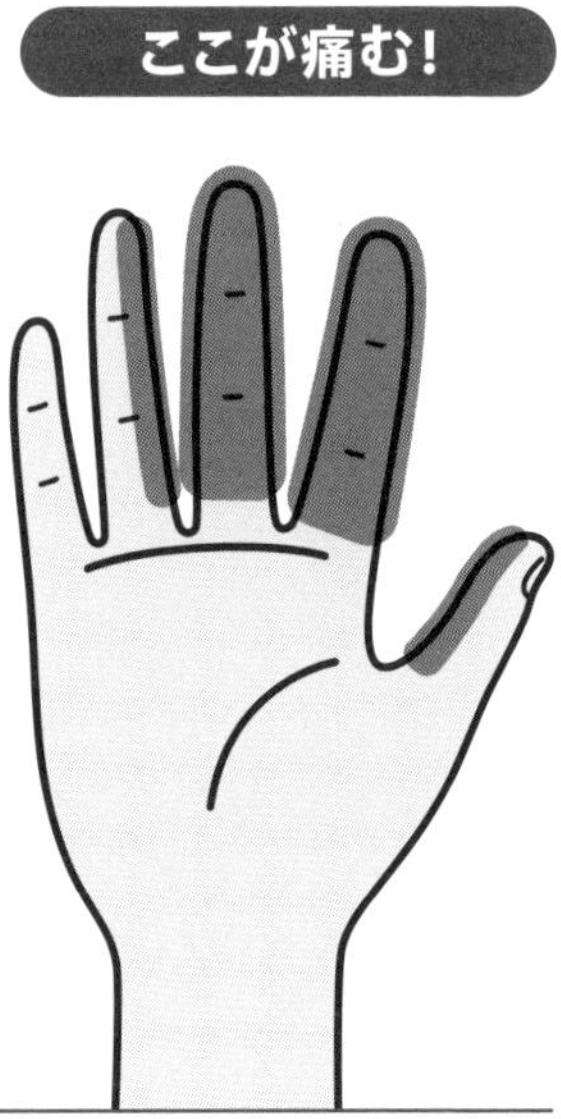

【症状と原因】

手のひらの手首側には手根管《しゅこんかん》と呼ばれるトンネル状の組織があり、そこを通る神経が圧迫されることで起こる病気です。初期にはしびれや痛みなどの症状が、親指の半分、人差し指、中指、薬指の半分に現れます。進行すると、明け方に症状が強くなり、しびれで目覚めるということも。細かい物がつまめなくなる、縫い物ができなくなる、ＯＫサインがとれなくなるなど日常生活に支障が出ます。特発性のものが多く、原因はよくわかっていません。更年期の女性、妊娠・出産期の女性に多く生じるのが特徴です。そのほか、骨折などのケガ、仕事やスポーツでの手の使い過ぎ、人工透析をしている人などに起こりやすいとされています。

【ケア&治療法】

痛みがひどい場合は、テーピングなどで手首を固定して安静にします。上腕をマッサージすると痛みやしびれの軽減につながります。病院での治療は、消炎鎮痛剤や飲み薬、塗布薬などが基本。

手首の親指側が痛くなる

【ドゥ・ケルバン病】

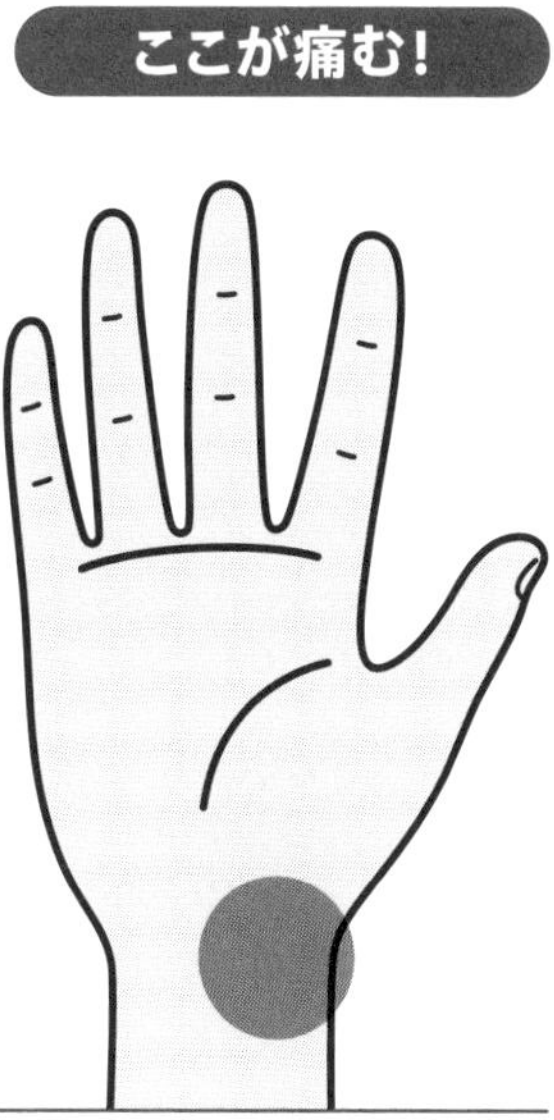

【症状と原因】

手首の親指側が痛くなる腱鞘炎（狭窄《きょうさく》性腱鞘炎《せいけんしょうえん》）です。病名はこの病気を発見した医師の名前に由来。更年期の女性、妊娠・出産時の女性のほか、美容師やパソコンの入力作業など仕事で指をよく使う人やスポーツ愛好家に多く発症します。親指の使い過ぎがおもな原因です。物をつかんだり、親指を広げたりしたときに手首の親指側に痛みを感じ、腫れも起こります。手首を直角に曲げて親指を伸ばすと痛みが出る場合はこの病気の可能性大です。スマホを長時間利用して指を酷使することで若い世代にも増えておりスマホ腱鞘炎ともいわれています。

【ケア&治療法】

テーピング、包帯、ギプスなどで固定して親指への負担を軽減します。痛みが軽減されたら親指回りのマッサージも効果的です。病院での治療は、投薬や注射などの保存的療法が基本です。リハビリで症状が改善しない場合や再発を繰り返す場合は手術を行います。

手首の痛みや握力低下が起こる

【手根《しゅこん》不《ふ》安定症《あんていしょう》】

ここが痛む!

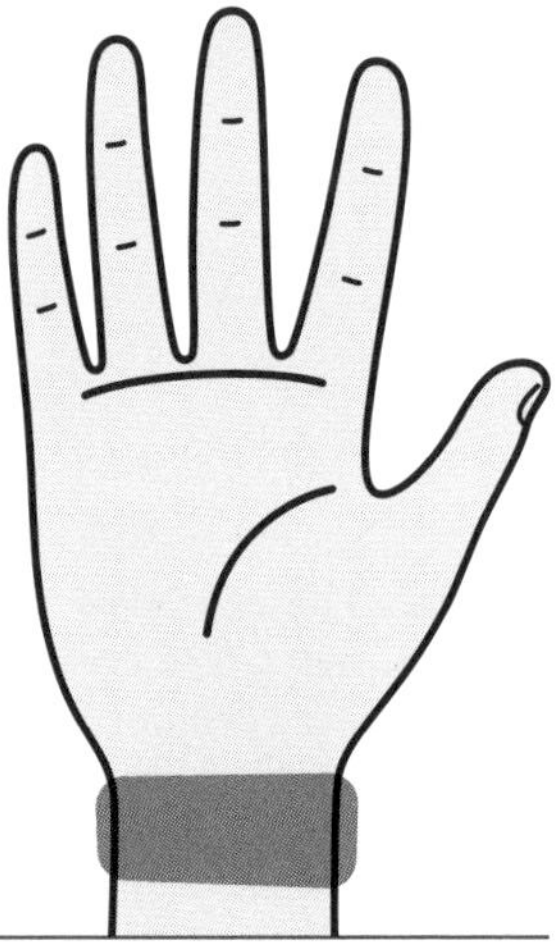

【症状と原因】

転んで手をついたりしたときなど、手首を過度に反らせてしまったことで起こります。手首は小さい骨が集まってできており、その中のひとつである月状骨《げつじょうこつ》が脱臼してしまう障害です。男性に比べて関節がゆるい女性に多くみられます。

手首周辺に痛みを感じ動きが鈍くなり、悪くなると握力が低下するので、物をつかんだり、握ったりが困難に。食事ができない、文字が書けないなど生活に支障が出ます。外傷はないのに手を甲側に反らすと痛みがある場合も、手根不安定症の可能性があります。しかし、手首の一部にぷくっとした腫れがある場合は、ガングリオン（P88参照）が疑われます。

【ケア＆治療法】

症状が軽い場合は、包帯、テーピング、ギプスで固定すれば治ります。痛みがひどい場合は、医療レーザーや医療マッサージなども有効です。私が考案した関節包内矯正という施術法は痛みの軽減につながります。

小指と薬指が痛む男性に多い病気

【尺骨神経管症候群】

しゃっこつしんけいかんしょうこうぐん

ここが痛む！

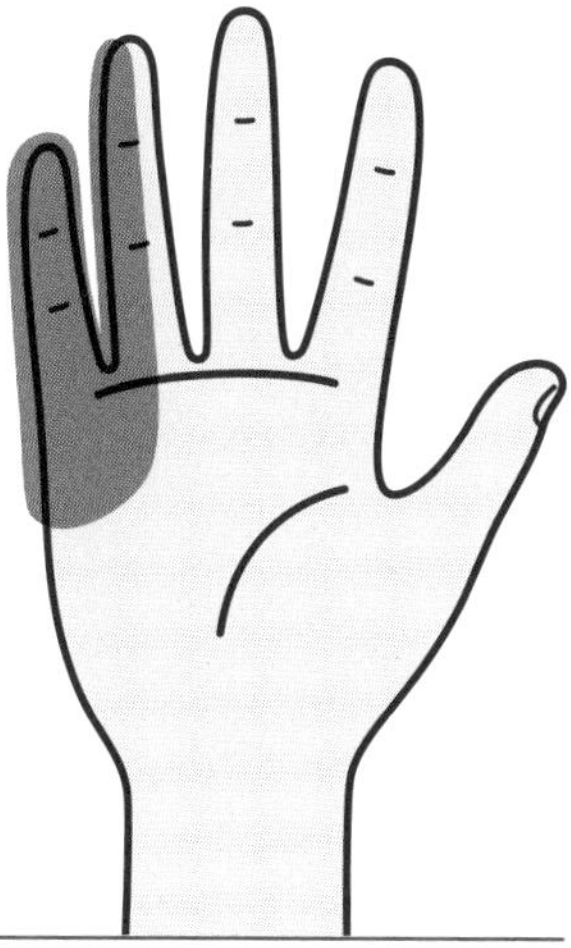

【症状と原因】

肘から手にかけて通る尺骨神経《しゃっこつしんけい》が圧迫されたり牽引されて起こる病気で、ギヨン管症候群ともいいます。繰り返されるケガや骨折などの外傷、ガングリオン（P88参照）などの腫瘤《しゅりゅう》による圧迫などが原因です。大工、運転手など手を強く握りしめることが多い仕事に就く男性に多くみられます。

初期には薬指と小指、その下の手のひらが痛み、しびれが出ます。小指や薬指が伸ばしにくくなるケースもあります。進行すると、肘の痛みにもつながります。細かい手指の動作がしにくくなるので、厚みのないやせた手になり、握力も低下します。

【ケア＆治療法】

手の負担を軽減すれば症状が緩和するので、包帯やテーピングで固定して安静にします。電気治療や医療レーザーなども有効です。病院の治療では薬剤内服、運動療法が行われますが、回復が困難な場合は手術を行います。

親指の付け根が痛む

【母《ぼ》指《し》内《ない》転《てん》筋《きん》炎《えん》症《しょう》】

ここが痛む!

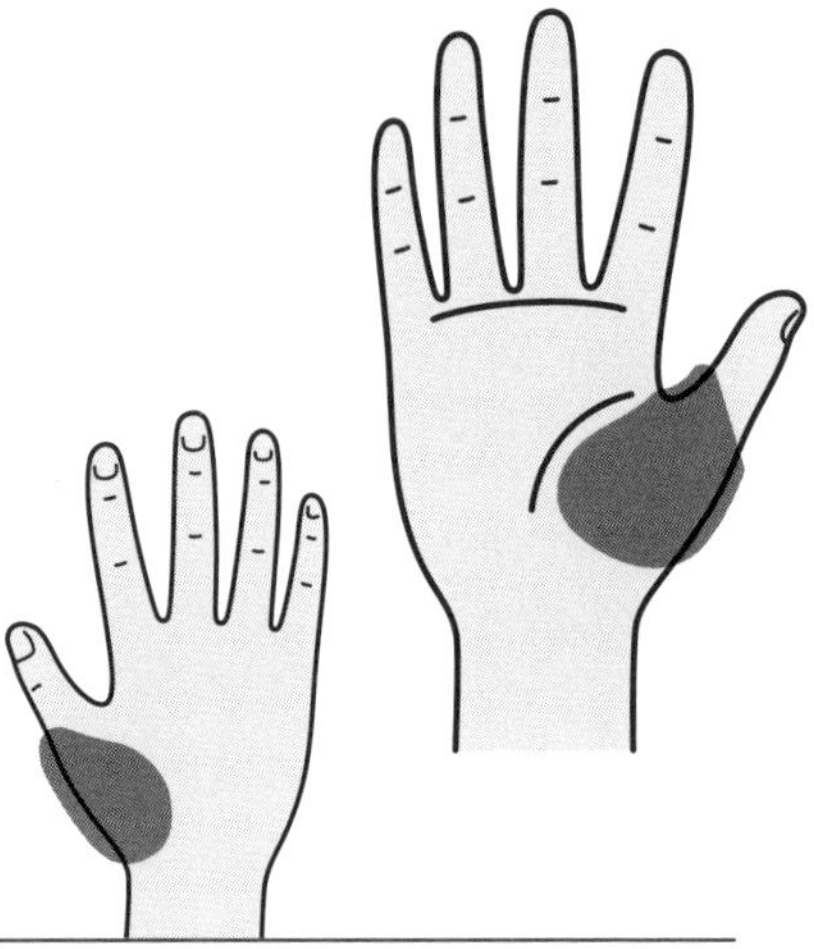

【症状と原因】

親指と人差し指の間にある母指内転筋という筋肉が傷んで起こる病気です。親指を人差し指側に動かすことを内転といい、手のひら側と甲側の親指の付け根部分が痛むのが一般的。物をつかんだり、つまむような動作では親指の内転により、母指内転筋が使われます。繰り返し行っていると、母指内転筋が疲労して異常収縮を起こし、炎症につながります。

【ケア&治療法】

母子内転筋の炎症を広げないために、親指の動きをテーピングやサポーターなどで固定します。親指が内転したり、外転（親指を人差し指から離し広げていく動作）したりしないように固定します。

初期にこうしたケアをすることで治りが早まります。痛みがやわらいだら、入浴中に母指内転筋をやさしくもみほぐすのも効果的。親指を中にしてゆっくりグーパーをする運動は、疲労がたまりやすい母指内転筋の血行を改善するので予防につながります。

第2関節が変形する

【ブシャール結節】

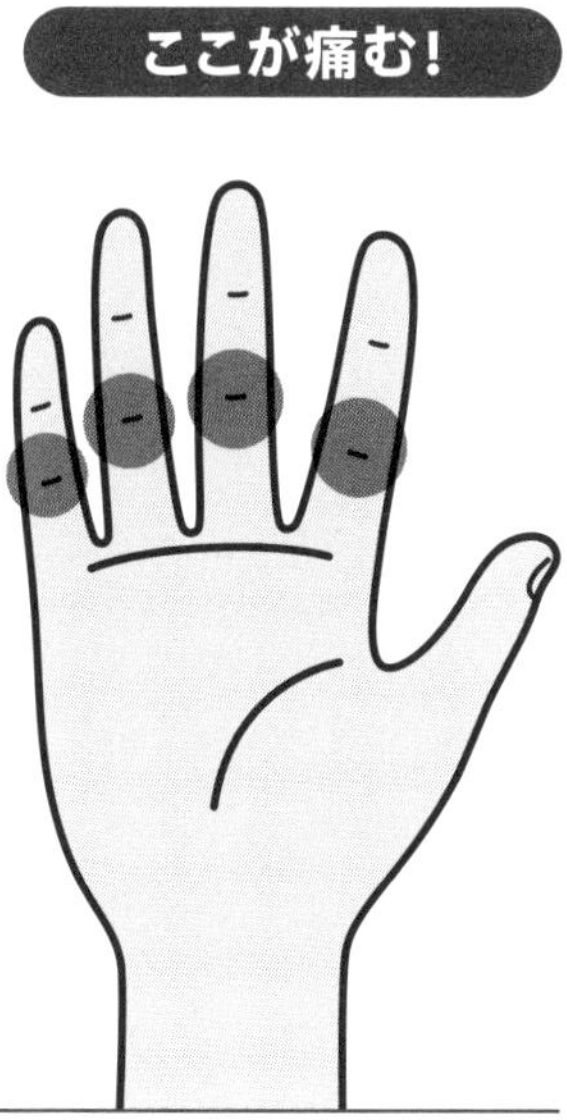

【症状と原因】

指の第2関節に、痛みやこわばり、腫れ、水ぶくれのようなふくらみや変形が起こる病気です。痛みは必ず出るというものではなく、まったく感じない人もいます。重症化すると手指を強く握ることができなくなり、ペンや箸をうまく使えず生活に支障が出ます。

更年期以降の女性に多くみられるのも特徴。似た症状にヘバーデン結節がありますが、そちらは第1関節に症状が出ます。はっきりとした原因はまだわかっていませんが、ヘバーデン結節と同様に、指の使い過ぎ、加齢、女性ホルモンなどが関係しているとされます。また、指の関節リウマチとも似ているので、鑑別のため血液検査を行うこともあります。

【ケア&治療法】

症状が軽い場合は、テーピングやギプスで固定します。電気治療も効果的。病院では湿布、軟膏、炎症鎮痛剤などの保存的治療が基本。変形などの症状が強く出ている場合は手術を行うケースも。

手首の甲側、手首の親指側にできる腫瘤

【ガングリオン】

ここが痛む！

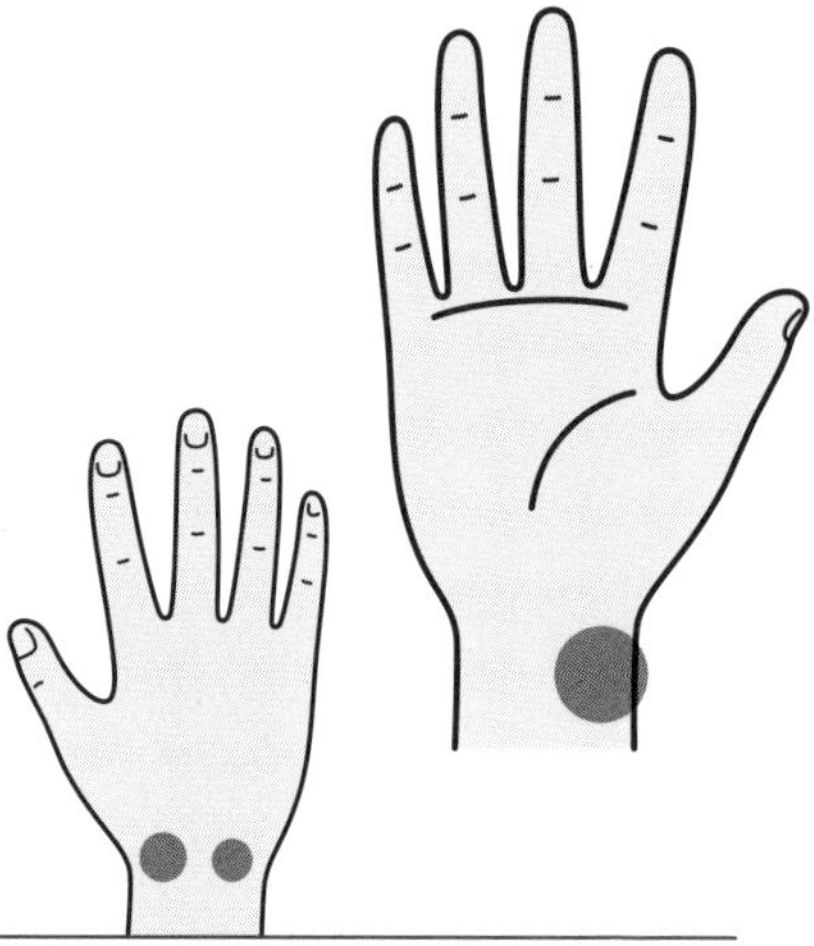

【症状と原因】

ガングリオンとはコブ状の腫瘤のこと。中にゼリー状の物質が詰まっており、多くは良性です。関節包（関節を包む袋）や腱鞘（腱の浮き上がりを押さえる鞘）が変性して起こります。若い女性に多く発症しますが、必ずしも手をよく使う人にみられるわけではありません。

ガングリオンができやすいのは手首の甲側や手首の親指側。大きさは米粒大からピンポン玉大まで、やわらかいものから硬いものまであります。不快感はありますが痛みがないのが一般的。神経のそばにできて圧迫されると、しびれや痛みが出ることもあります。

【ケア&治療法】

痛みがない場合は放置しても問題ありませんが、大きくなるもの、痛みが強くひどい、神経が圧迫される場合は治療が必要です。注射器で吸引して内容物を排出するのが一般的ですが、力を加えて押し潰す治療法も。繰り返し内容物がたまるようなら、手術を行います。

第1関節が伸びなくなる【マレットフィンガー】

ここが痛む！

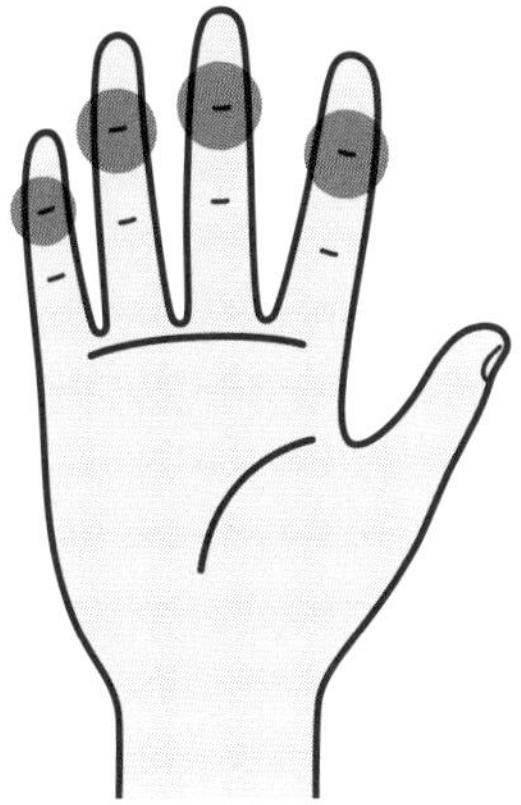

突き指をしたときに起こる障害。球技のプレー中のケガによるものが多いです。マレットとは木槌の意味で、第1関節に痛みや腫れが起こり、曲がったまま伸びなくなります。指を伸ばす腱が切れている場合と、腱の付着部の骨折を伴っている場合の2つのタイプがあります。前者の治療の中心はテーピングやギプスでの固定、後者は手術が必要となる場合もあります。

指の両サイドの靭帯が損傷【突き指】

ここが痛む！

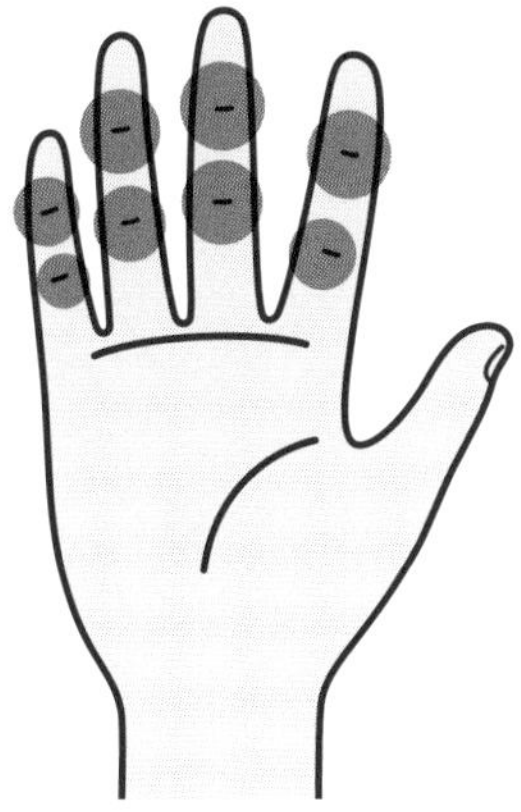

ボールを受け損ねたり、転倒時に床に指を突いて起こるケガのこと。頻度が高いのが第1、第2関節の側副靭帯の損傷です。腫れや痛みが出て動かしにくくなります。突き指では腱や靭帯の損傷だけでなく骨折や脱臼が起こり、中には、手術が必要になることもあるので軽く考えないこと。突き指の直後は冷やし、腫れが引くまで湿布をし、包帯やテーピングで固定します。

ばね指の**治療法**

ばね指が疑われる場合は、整形外科や手外科を受診するのが一般的です。医療機関では、まずは問診と触診が行われ、超音波検査で腱鞘や腱の状態をみる場合もあります。また、骨の異常の有無や似たような疾患との鑑別のために、レントゲン検査を行う場合があります。

ばね指の治療には保存的療法と外科的療法があります。ばね指の場合、左右関係なく、どの指にも多発的に起こるので、手術より保存的療法を選択する方が多いようです。治療の基本は安静にすることです。どうしても手を使うときは、テーピングや包帯などで固定することで負担を軽減します。ただし、長期間動かさないでいると関節が固まり動きにくくなるので、痛みが軽減したら運動療法を指導するのが一般的。我慢できない痛みがあるときは、**薬や注射による保存的治療**を行います。注射は2~3か月は症状がなくなりますが、再発の可能性が高いです。痛み止めの注射は1回目はよく効くものの、2回目以降は効きにくいこともあるようです。

ばね指でも悪くなれば手術という選択肢をとりますが、これは最終手段。保存的療法で改善がみられない場合や再発を繰り返す場合、指が曲がったまま動かない場合などは手術が検討されます。

保存的療法

塗り薬、貼り薬、痛み止めの飲み薬がある。痛みが強い場合は、炎症が起きている箇所にステロイド薬を注射する。注射は針を刺すときに痛みを伴うが、即効性がある。

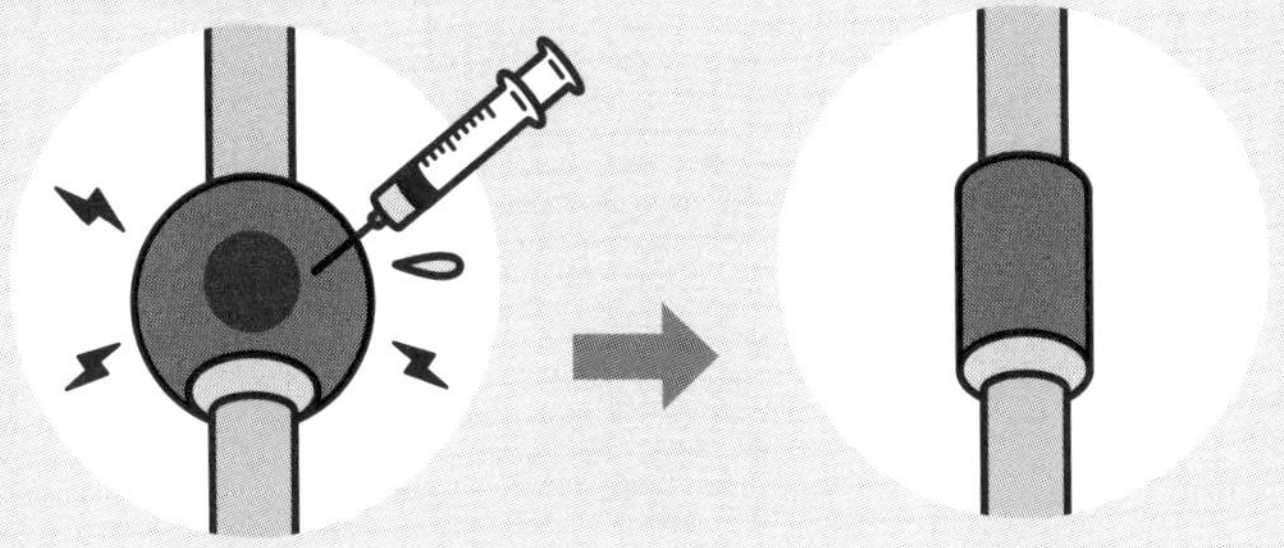

外科的療法

腱が引っ掛かりを起こしている腱鞘を切り開き、ばね現象を解消するもの。局所麻酔を行い、通常15分程度で終わるので、日帰りで行うことが可能。

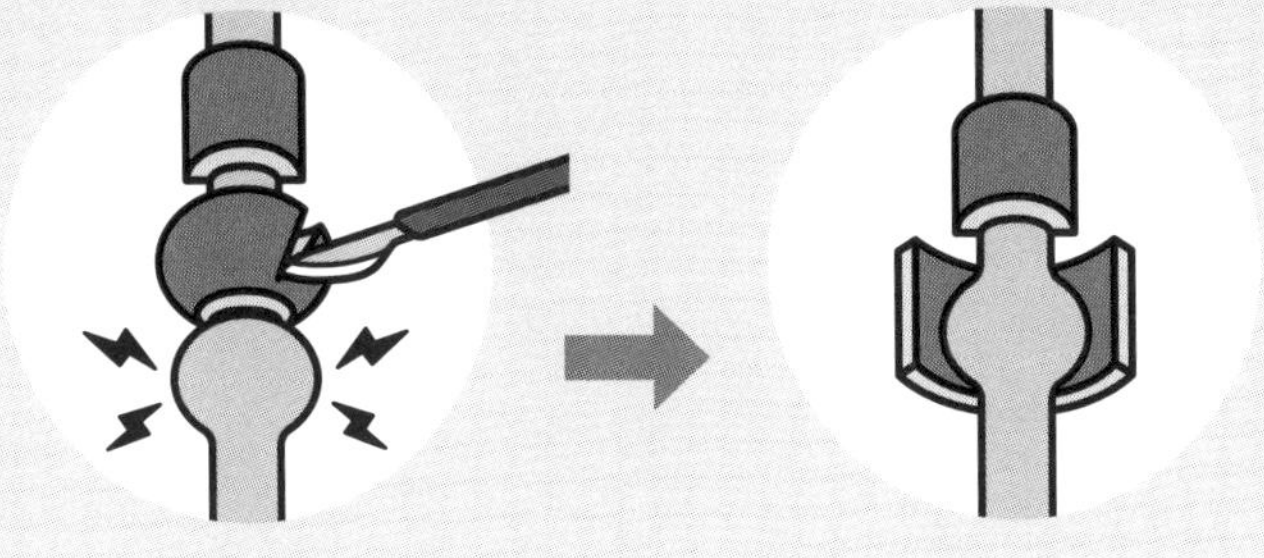

●注目の「体外再生圧力波療法」とは

保存的療法では電気療法だけでなく、体外再生圧力波療法があります。これは特殊な機器を使い、**ピンポイントで圧力波（衝撃波）をあてて、健康な組織の再生を促す**治療法です。ばね指では腱や腱鞘が硬くなったり、厚くなったりしています。この悪い組織を衝撃波であえて破壊し、新しい細胞でできた組織に生まれ変わらせることで痛みを軽減させるのが目的です。圧縮した空気を開放して、ピストン運動のように何度も拡散させて患部に衝撃を送ります。やや大きな音は出ますが、痛みはありません。

この治療法は即効性があり、私のクリニックでは絶大な効果を上げています。電気治療やレーザー治療では十分な効果が得られず、痛みが改善されない患者さんに使います。近年、整形外科医院においても関心が寄せられ、痛みを緩和する方法として、ブロック注射よりもこの治療法をチョイスするところが多くなっているようです。

体外再生圧力波療法の進め方ですが、私のクリニックでは週に1回のペースで行い、同じ患部に衝撃波を2～5分照射します。数日後に効果が出てくる場合が多く、継続

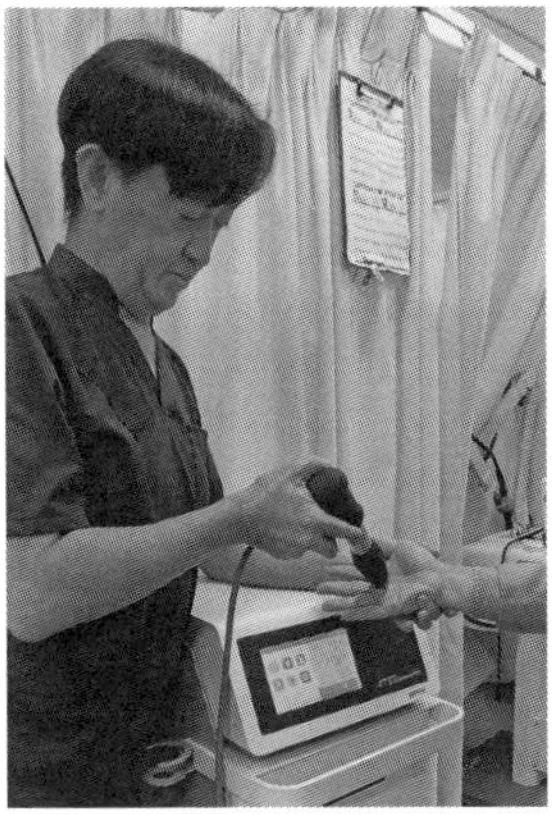

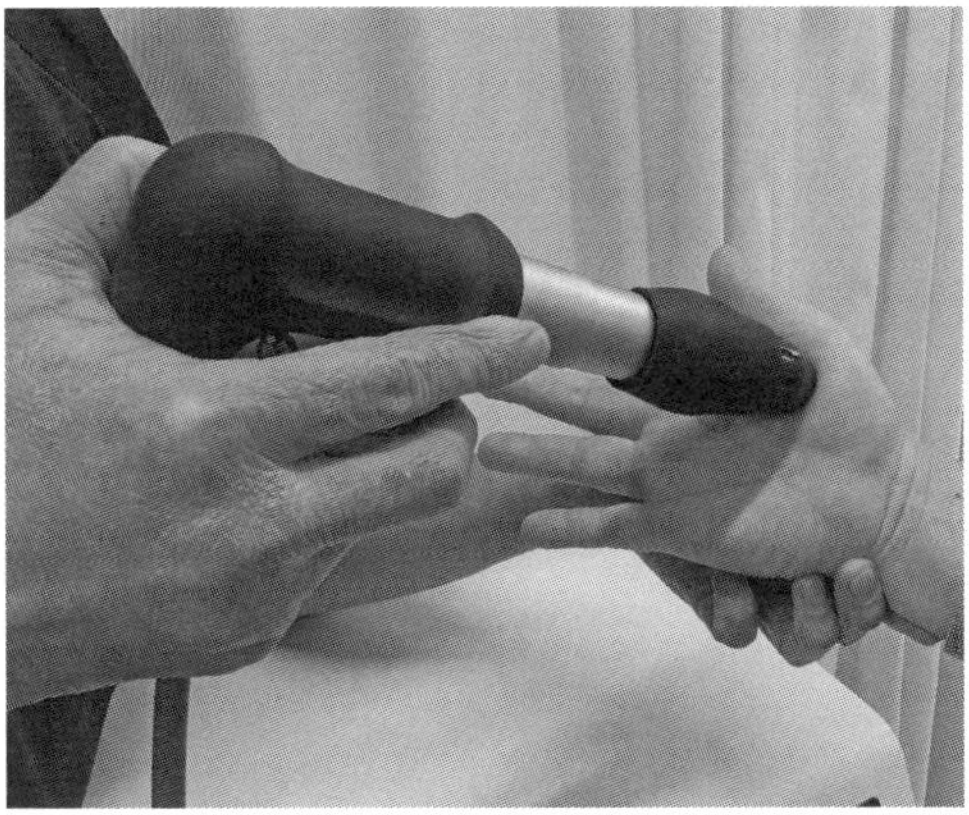

ノズルを患部にあてて強い圧力を与える

することで治療効果が高まります。

体外再生圧力波療法は、スポーツ障害の治療としても盛んに用いられるようになってきています。**血液循環を改善し、筋肉の緊張緩和、痛みのコントロールなどにも効果がある**ので、トップアスリートが自分のコンディション管理に使っています。大リーグで活躍している大谷翔平選手も活用していたそうです。

体外再生圧力波療法は、ばね指だけでなく、女性に多いヘバーデン結節の治療にも使います。さらに、腱・靭帯で手術が必要とされていた手指以外の疾患や、腰痛などの慢性的な痛みにも改善効果を出しているのです。

教えて！ ばね指Q&A

Q 症状が消えたら、エクササイズはやらなくてもいい？

加齢はばね指のリスク要因のひとつです。腱や腱鞘は加齢に伴い硬くなり、血行も悪くなりがち。組織が傷ついたときの再生や回復も遅くなり、これがばね指につながることもあります。本書で紹介したエクササイズは指や腕の腱を伸ばしたり、血行をよくする効果があります。予防効果もあるので、ばね指の症状がなくても定期的に行うことをおすすめします。

Q ばね指の改善には入浴だけでなく、サウナも有効？

血行不良はばね指の治りを悪くしたり、症状悪化にもつながると考えられます。サウナは短時間で血行を促進する作用があります。ばね指だけでなく、疲労回復、肩こり、リフレッシュ効果など、全般的な不調によいといえます。入浴と同じ効果が期待できるので上手に活用しましょう。ただし、サウナでは水分補給を忘れないように。

Q 筋力がある人は、ばね指にならないの？

多くの患者さんをみていると、握力の弱い人がばね指になるかというとそうではありません。筋肉や筋力がある人でもばね指になる人はいます。ですから、ばね指のセルフケアや予防のために筋トレは必要ありません。

Q スマホやパソコンを使うときに、気を付けることは？

首や頭を前方に突き出した姿勢になりやすいので姿勢に気を付けてほしいことは本文ですでに触れました。スマホで文章を打つ場合は、指を上下左右に動かすフリック入力を親指で連続で素早くすることは避けたいもの。ばね指だけでなく、手首などほかの腱鞘炎にもつながります。また、パソコンを操作するときはモニターと顔の高さが同じになるようにしてください。長時間同じ姿勢で座っていると血行が悪くなるので、30分おきくらいに席を立って体を動かすようにしましょう。

酒井慎太郎（さかい しんたろう）

さかいクリニックグループ代表。千葉ロッテマリーンズ元公式メディカルアドバイザー。中央医療学園特別講師。朝日カルチャーセンター講師。池袋コミュニティカレッジ講師。柔道整復師。整形外科や腰痛専門病院などのスタッフとしての経験を生かし、腰・首・肩・ひざの痛みやスポーツ障害の疾患を得意とする。井上尚弥さん、高橋由伸さんらプロスポーツ選手や俳優など多くの著名人の治療も手がけている。理論に基づいたコンディショニング商品を開発するなど、商品開発のアドバイザーも務める。TBS ラジオ「生島ヒロシのおはよう定食」出演中。「週刊ポスト」で「健康寿命を 100 歳まで延ばすゴッドハンド伝授 3 分体操」連載。YouTube「さかい関節痛おさらば塾」を開設し好評。テレビ番組では「神の手を持つ治療家」として紹介された。院内では毎週月曜日と土曜日に無料ミニセミナーも行っている。著書に『1日1分！ ひざトレ　変形性膝関節症は自宅で治せる！』、『ヘバーデン結節 痛みと不安を解消する！』（ともに小社刊）など多数。著書の一部はヨーロッパ全土でも紹介されている。

ばね指の悩みを解消する！

発行日　2023年8月10日　第1刷発行
2023年11月10日　第3刷発行

著　者　酒井慎太郎

発行者　清田名人

発行所　株式会社内外出版社
〒110-8578
東京都台東区東上野2-1-11
電話 03-5830-0368（企画販売局）
電話 03-5830-0237（編集部）
https://www.naigai-p.co.jp/

印刷・製本　中央精版印刷株式会社

ブックデザイン& DTP　亀井 英子
編集協力　和田 方子
イラスト　玉田 紀子
校　正　小川 かつ子

ISBN978-4-86257-671-2　C0077